Liebe Olga,
verliere nie den
Mut und höre
auf die Stimme
Deines Herzens ♡

Alles Liebe
Jacqueline

Bielefeld, den
24.10.2017

JACQUELINE BAKIR BRADER

Die Mutmacherin
Das Leben ist schön

Zur Autorin:

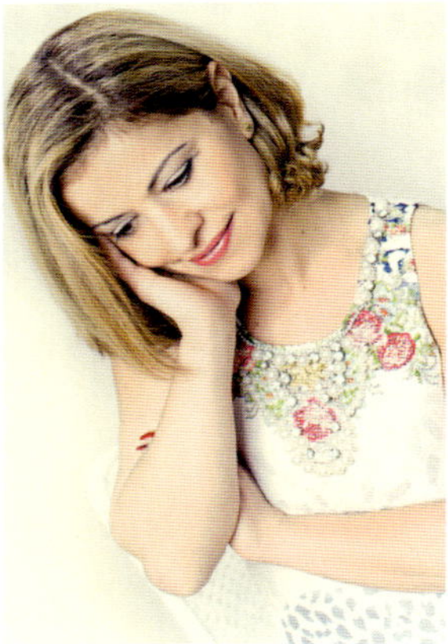

Es kommt eine Zeit im Leben, wo wir zurück blicken, um unser Leben neu zu ordnen. Dann befreien wir unsere Seele und schauen nach vorne. Doch bevor dieses passiert, sollten wir uns Zeit nehmen mit dem Vergangenen abzuschließen, um einen freien Blick in die Zukunft werfen zu können.

Manchmal ist es das Zusammenkommen und der Austausch gleichdenkender Menschen, die uns die Augen öffnen für das Hier und Jetzt. Es gibt aber auch Momente, in denen wir uns beruflich hinterfragen, ob nicht ein Richtungswechsel neue Horizonte eröffnen kann. Oder, und das trifft auf mich zu, eine schwere Krankheit. Vor knapp drei Jahren wurde mir Brustkrebs diagnostiziert. Da brach für mich meine Welt zusammen. Als ich das meinen drei Töchtern erzählte und wir uns gegenseitig trösteten, war für mich klar, dass ich die Krankheit besiegen musste. Um mein Leben kämpfen. Das, was ich eigentlich schon mein ganzes Leben gemacht hatte: Kämpfen! Ob es um darum ging, als türkisches Migrantenkind in der Schule akzeptiert zu werden, sich den Anfeindungen des „Anderssein“ mutig entgegen zu stellen oder sich der elterlichen, traditionellen Erziehung zu entziehen. Und dann das, was zur damaligen Zeit fast undenkbar schien:

Sich als junge türkische Frau in der Immobilienbranche selbstständig zu machen. Zunächst mit neunzehn Jahren als kleines Einzelunternehmen, später als erfolgreiche Geschäftsführerin meiner gewachsenen drei Firmen. Inzwischen unterstützen mich meine Mutter, Schwestern und Brüder. Sie stehen mir mit Rat und Tat zur Seite. Doch um erst einmal dort anzukommen, gab es viele harte Kämpfe auszufechten. Als Frau in einer Männerdomäne zu arbeiten, war und ist bis heute kein Zuckerschlecken.

Doch aufgeben – dieses Wort kannte ich nicht. Und so bin ich auch meiner Erkrankung begegnet: Ich habe sie besiegt. Es war eine harte Zeit: Von der Diagnose, der notwendigen Brustamputation, der folgende Chemotherapie bis hin zum Brustaufbau durch Eigengewebe. Die Liebe zu meiner Familie ließ mich dieses durchstehen. Auch wenn es für einige wahnwitzig klingt: Die Krebserkrankung gab mir Mut. Ich begann, mein Leben zu reflektieren und den Blick nach vorne zu richten. Kurz nach meiner Chemotherapie, meinen kahlen Schädel mit einer Perücke bedeckt, nahm ich an Seminaren für Neurolinguistische Programmierung (NLP) und Neurolinguistisches Selling (NLS) teil. Ich schloss mit dem Master ab und bin jetzt ausgebildeter Coach, die Seminare gibt.

Ich habe es mir zur Aufgabe gemacht, mir Jahr für Jahr neue Ziele zu stecken. Solche, die mir Freude bereiten und die Seele ein wenig streicheln. Mut zu machen. Zu vermitteln, wie wunderbar das Leben ist, trotz aller Tiefen, die es mit sich bringt. Positiv zu bleiben und dabei immer auf das Herz zu hören. Denn das Herz ist der Motor der Seele. Fängt es an zu stottern, kann es immer wieder neu gestartet werden.

Mein besonderer Dank gilt meiner Familie. Sie sind die wärmenden Sonnenstrahlen in meinem Leben.

Jacqueline Bakir Brader

JACQUELINE
BAKIR BRADER

Die Mutmacherin
Das Leben ist schön

KoRos Nord

Mehr über die Autorin:
www.bakirbrader.de
https://www.facebook.com/bakirbrader
https://twitter.com/bakirbrader
Kontakt zur Autorin:
j.bakir@bakir.de

ISBN 978-3-9814863-9-1

www.korosnord-gmbh.de
Redaktionelle Mitarbeit: Jens Koch
Lektorat: Gesine von Prittwitz
http://www.prittwitzundpartner.de
Fotografien: Mandy Vollmer, Pandora-Fotodesign
http://www.pandora-fotodesign.com
Umschlag, Satz und Gestaltung: Tanja Reske
Gesamtherstellung: KoRos Nord GmbH
Printed in Germany

Wenn dein Herz anfängt zu springen, dann ist kein Weg mehr zu weit

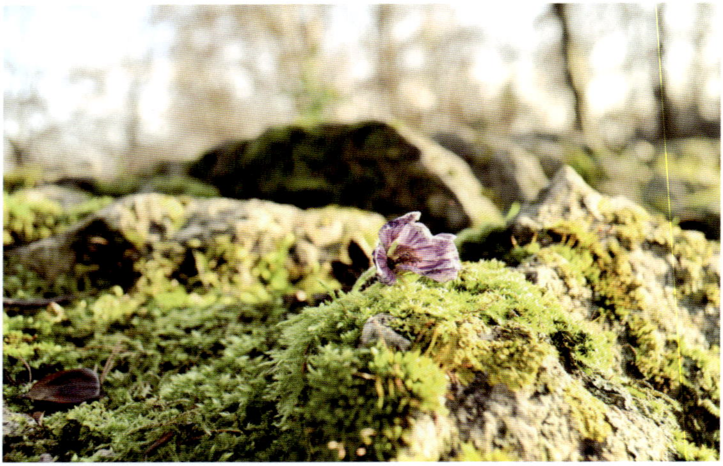

Vorwort

Ich kann mich noch genau erinnern, als Jacqueline mir das erste Mal begegnete. Im Oktober 2011 hielt ich einen Vortrag auf der Messe der „Atiad“ – dem Verein türkischer und industrieller Unternehmer.

Ihre Erscheinung und der private, sowie berufliche Lebensweg, den sie mir erzählte, begeisterten mich. Ein Musterbeispiel von Migration im privaten, wie auch im beruflichen Sektor. Doch was mich am meisten faszinierte, war ihr Engagement, als Geschäftsführerin dreier Firmen die Bodenhaftung zu behalten. Zu wissen, wo die Wurzeln liegen, und diesen auch Dankbarkeit und Ehrfurcht zollen. Sich selbst nicht zu wichtig nehmen. Dieses sind Kriterien, die ich oft vermisste. Aber nicht so bei Jacqueline: Sie entwickelte Konzepte, wie sie anderen Menschen helfen konnte. Sei es im finanziellen oder im humanitären Bereich. So entstand eine ihrer Veranstaltungen: Die maritime Sommergala.

Sie kam auf mich zu und sagte, dass sie alle Einnahmen der Gala meiner Stiftung „Bildung! Egitim!“ spenden möchte. Es wäre ihr eine Herzensangelegenheit, sich für junge Schüler und Schülerinnen, Studenten und Studentinnen sowie für Berufseinsteiger mit oder ohne Migrationshintergrund einzusetzen. Jacqueline wollte sie unbedingt auf ihrem Bildungs- und Berufsweg unterstützen. Das war im Jahr 2012, als ich mit großer Freude und Respekt Jacquelines Angebot annahm.

Aber, wie so oft im Leben, passieren Dinge, die nicht planbar sind. Als mir Jaqueline erzählte, dass bei ihr Brustkrebs diagnostiziert wurde, zählte nur ihre Gesundheit. Der Kampf gegen die Erkrankung. Doch tief in meinem Herzen wusste ich: Wenn es eine Person schafft, den Mut zu haben, den Krebs zu besiegen, war es Jacqueline. Und ich sollte Recht behalten! Nach überstandener Operation und Chemotherapie besuchte ich sie in Düsseldorf im Krankenhaus. Dass war vier Wochen bevor die Gala stattfinden sollte, die sie zwischen Operation und Chemotherapie weiter geplant hatte. Nun befand sie sich in der Klinik zum Brustaufbau. Ich werde diesen Besuch für immer in meinem Herzen tragen. Ich erlebte eine lebensbejahende Frau. Eine, die immer nach vorne schaut und niemals zurück. Eine Person, die im Leben viel kämpfen musste und ihren bisher größten Kampf gewonnen hatte. Und eines war klar: Die Gala zu Gunsten unserer Stiftung sollte stattfinden. Davon ließ sich Jacqueline nicht abbringen. Und auch das meisterte sie, trotz körperlicher Schwächung, fantastisch. In diesem Sommer wird sie erneut eine Spendengala zu Gunsten der Stiftung: Bildung! Eğitim! ausrichten.

Als eine dreifache, liebende, berufstätige Mutter und Mutmacherin spricht sie in ihren Seminaren offen über ihre Krebserkrankung. Vermittelt vielen anderen Menschen Kraft an sich zu glauben. Immer nach dem Motto: Nur ich selbst entscheide über mein Leben!

Jacqueline ist eine starke Persönlichkeit, eine außergewöhnliche Frau. Es ist für mich große Freude und

Ehre, dieses kleine, persönliche Vorwort zu schreiben. Mögen die nächsten Seiten ihren Lesern Mut machen. Mir ging es so.

Herzlichst

Kemal Şahin, Stiftungs-Präsident und Träger des Bundesverdienstkreuzes

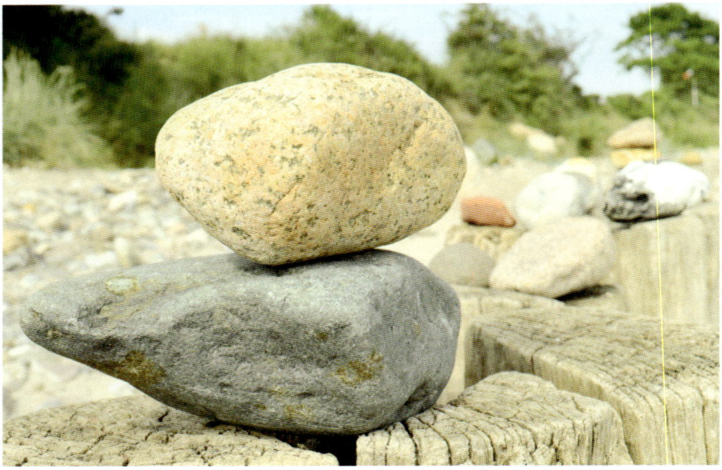

Unser Leben ist, was wir daraus machen

Meine Familie kommt aus Siverek, einer gesichtslosen Stadt in Südostanatolien. Zweistromland, so nennt man das märchenhaft anmutende Gebiet zwischen Euphrat und Tigris. Es ist vom Taurus-Gebirge umschlossen. Majestätische Berge wechseln sich mit kargen Ebenen und fruchtbaren Flusstälern ab. Es herrscht Steppenklima mit kalten, gelegentlich schneereichen Wintern und trockenen, heißen Sommern, in denen die Temperaturen über 50 Grad Celsius ansteigen können. Die Kurden stellen hier die Mehrheit. Historisch gesehen kennt das Gebiet, das sich entlang der Grenzen zu Syrien, Iran und Irak erstreckt, aber mehr Völker und Kulturen: Araber, Armenier, Griechen, Assyrer, Seldschuken haben hier gelebt.

Der Südosten der Türkei ist ein unterentwickeltes Gebiet mit hohen Geburten- und Sterberaten, in das die Moderne erst allmählich einzieht. Viele Menschen leben unter der Armutsgrenze. In den sechziger Jahren des vergangenen Jahrhunderts beschloss die türkische Regierung deshalb das ebenso ehrgeizige wie umstrittene Projekt GAP. 22 Staudämme sollten gebaut werden, um die rückständige Region in blühende Landschaften zu verwandeln und die Türkei zu einer der größten Industrienationen zu machen. Am Anfang stand der Atatürk-Staudamm am Euphrat, der 1992 fertig gestellt wurde. Allein für diesen gigantischen Bau wurden über

50.000 Menschen umgesiedelt. Unter den Wassermassen verschwanden ganze Dörfer und Städte und mit ihnen viele einzigartige Kulturschätze aus Jahrtausenden.

Gut achtzig Kilometer von unserer Heimatstadt entfernt liegt Diyarbakir, die heimliche Hauptstadt der Kurden und das Tor zum Orient. Die Stadt am rechten Tigrisufer, deren Geschichte weit bis ins 13. Jahrhundert zurückreicht, ist von einer Befestigungsanlage umgeben, die neben der Chinesischen Mauer zur bedeutendsten der Welt gehört. 78 Türme zieren die gut fünf Kilometer lange Mauer, die aus dunklen Basaltsteinen gebaut wurde, die die Eigenschaft haben, Wärme besonders gut zu speichern. Von alters her war Diyarbakir, das 180 Kilometer von der syrischen Grenze entfernt liegt, ein wichtiger Knotenpunkt der Handelsstraßen, die Mesopotanien mit Anatolien verbunden haben.

Trotz der kulturellen Reichtümer gilt die Millionenstadt als das „Armenhaus der Türkei“. Die Abwanderung ist groß. Die ersten türkischen „Gastarbeiter“, die sich ab den 1960ern nach Deutschland aufmachten, kamen vielfach aus der Gegend um Diyarbakir. Leider ist der Name der Provinzstadt inzwischen auch zu einem Synonym für den „Krieg gegen die PKK“ geworden, der Kurdischen Arbeiterpartei. Trotz der Bestrebungen Ankaras, die Kurdenfrage auf friedlichem Wege zu lösen, kommt es in der Stadt immer wieder zu blutigen Kämpfen zwischen der PKK und dem Militär. In Diyarbakir zumindest glaubt so gut wie keiner mehr daran, dass das sogenannte Kurdenproblem absehbar gelöst wird.

Unser Vater Hasan war oft in der Provinzhauptstadt. Obwohl er den Beruf des Schlossers erlernt hatte, war er – wie die meisten Menschen damals in Südostanatolien – in der Landwirtschaft tätig. Bis zu den gigantischen Staudammprojekten wurden im Euphrat-Tigris-Becken vornehmlich Weizen, Gerste, Wein, Oliven und Pistazien angebaut. Und das unter mittelalterlichen Bedingungen: die Pflüge zogen Ochsen und der Weizen wurde mit Sicheln geschnitten. Unser Vater hatte es ein wenig besser, da er mit Getreide handelte. Freilich nur im kleinen Stil. Er nahm die Ernte von den Kleinbauern in den umliegenden Dörfern in Kommission, um sie in der Diyarbakir an weiterverarbeitende Betriebe zu verkaufen. Manchmal blieb er tagelang weg. Wenn er zurückkam, war er oft zornig. Einige Großgrundbesitzer dominierten die Geschäfte auf dem Getreidemarkt und machten die Preise kaputt. Das, was er heim brachte, reichte kaum aus, um seine Frau und die beiden Söhne Mehmet und Mustafa zu ernähren. Zu essen gab es manchmal lediglich das, was der Gemüsegarten hergab, den Mutter Saadet hinter dem Haus bewirtschaftete.

In Diyarbakir war Hasan auch zu Ohren gekommen, dass Arbeitskräfte für Deutschland gesucht wurden. Der Gedanke ließ ihn nicht mehr los. Schon länger trug er sich mit dem Vorhaben, seinen kleinen Getreidehandel auszubauen, um der Konkurrenz besser die Stirn bieten zu können. Er träumte davon, zu expandieren, Fahrzeuge anzuschaffen und Mitarbeiter einzustellen. 1969 wurde meine ältere Schwester geboren und auf den Namen Nurhayat getauft. Dass Mutter abermals ein Kind zur Welt gebrachte hatte, schürte ihre Hoffnung, Hasan würde von seinem Plan Abstand nehmen, nach Deutschland zu gehen, um dort ein besseres Auskommen als in Südostanatolien zu finden. Obwohl es ihr aufgrund ihrer Erziehung schwer fiel, gegen den Willen ihres Mannes aufzubegehren, setzte sie alles daran, ihn in der gemeinsamen Heimat zu halten.

Doch Hasan ließ sich nicht beirren. Seine beiden Söhne Mehmet und der Zweitgeborene Mustafa sollten es einmal besser haben und Töchterchen Nurhayat eine Schule besuchen. Das war damals in Südostanatolien keineswegs an der Tagesordnung, dass Mädchen zur Schule geschickt wurden. Von den fünf Millionen Analphabeten, die heute in der Türkei gezählt werden, sind vier Millionen Frauen. Gerade mal ein Drittel von ihnen verdient ihr eigenes Geld. Besonders diejenigen mit Kopftuch, das immerhin 60 bis 70 Prozent der türkischen Frauen tragen, haben wenige Chancen auf dem Arbeitsmarkt. Obwohl die Emanzipation auch vor der Türkei nicht Halt gemacht hat, beschränken sich die positiven Entwicklungen vornehmlich auf die westlichen Provinzen mit ihren zahlreichen großen Städten und eine weibliche, türkische Elite. In den östlichen Provinzen und in den ländlichen Gegenden mit ihren dörflichen Strukturen herrschen weiterhin traditionelle Wertvorstellungen und Rollenverteilungen. Vor allem im Südosten sind Ehrenmorde, Zwangsheirat und sonstige Gewalt gegen Frauen immer noch weit verbreitet. Traurig, aber wahr: Auf dem Global Gender Index des Weltwirtschaftsforums belegte die Türkei im Jahr 2013 von 135 Ländern den 124. Platz. Im Vergleich mit Europa und Zentralasien ist sie Schlusslicht.

Als Hasan schließlich nach Ankara aufbrach, um sich dort für eine Ausreise nach Deutschland registrieren zu lassen, drohte Saadet sogar damit, ihn mitsamt seiner drei Kinder zu verlassen. Alles Reden und Flehen nützte nichts. Hasan war zuversichtlich, dass man mit Freundlichkeit und Fleiß in Deutschland viel erreichen konnte. Wie alle anderen, die sich damals entschlossen, ihrer Heimat den Rücken zu kehren, glaubte er fest an den Mythos der Migration: Ich arbeite ein, zwei Jahre in Deutschland, kehre dann mit Gespartem in meine Heimatstadt Siverek zurück, mache dort einen Getreidehandel auf und baue meiner Familie ein Haus.

Wer damals nach Deutschland wollte, der musste ein strenges Auswahlverfahren durchlaufen. Dafür hatte man im Istanbuler Stadtteil Tophane und in Ankara so genannte „Deutsche Verbindungsstellen" eingerichtet. Zentrale Durchgangsstationen für diejenigen, die sich im Rahmen des 1961 unterzeichneten deutsch-türkischen Anwerbeabkommens auf eine Arbeitsstelle in Deutschland beworben hatten. Hasan wurde hart herangenommen. Zwei ganze Tage dauerte seine fachliche und gesundheitliche Prüfung. Ihm wurde mehrfach Blut abgenommen, seine Zähne wurden untersucht und schließlich ließen ihn die Ärzte sogar allerlei körperliche Übungen ausführen, mit denen er unter Beweis stellen sollte, dass er für eine Tätigkeit in Deutschland fit genug war. Die Vorauswahl war damals deshalb so hart, weil die Stellen, die mit „Gastarbeitern" besetzt werden sollten, zumeist mit schwerer körperlicher, vielfach auch mit schmutziger oder sogar gefährlicher Arbeit verbunden waren. Später erzählte mein Vater uns, dass er die entwürdigenden Prozeduren nur deshalb ruhig über sich habe ergehen lassen, weil der Traum, seiner Familie ein besseres Leben bieten zu können, übermächtig gewesen war. – „Das, was wir sind und sein wollen, obliegt uns selbst. Denn unser Leben ist, was wir daraus machen." Davon war Hasan fest überzeugt.

1969 ging Vater nach Deutschland. Zurück blieb Saadet mit drei kleinen Kindern: dem damals sechsjährigen Mehmet, Mustafa im Alter von drei Jahren und dem Säugling Nurhayat, die drei Monaten vor Hasans Abreise das Licht der Welt erblickt hatte. Wie viele seiner Landsmänner, die als „Gastarbeiter der ersten Stunde" in der Fremde Fuß fassen wollten, machte er sich auf den Weg ohne sich zuvor eingehender über Deutschland und die dortigen Gepflogenheiten informiert zu haben. Er sprach kein Wort Deutsch und im Koffer war nur das Nötigste. Ein Gebetsteppich, festes Schuhwerk, ein feiner Anzug nebst einer gestreiften Krawatte und einige dicke Pullover, die Saadet eigens für ihn gestrickt hatte, weil ihr über drei Ecken zu Ohren gekommen war, dass Deutschland ein kaltes Land sei. Er versprach, Saadet und die Kinder so oft als möglich zu besuchen und nur so lange in der Fremde zu bleiben, bis er genügend Geld angespart hatte, um seinen kleinen Getreidehandel zu vergrößern und der Familie in Siverek ein Haus zu bauen.

Dass wir ihm nachfolgen sollten, daran dachte damals keiner. Diesbezüglich unterschieden wir uns nicht von anderen Familien, deren Väter und Söhne oder respektive deren Mütter und Töchter in den 1960ern aufbrachen, um ihren Teil für das deutsche Wirtschaftswunder zu tun. Fast alle waren sie davon überzeugt, dass ihr Aufenthalt in Deutschland nur von begrenzter Dauer war. Das sahen die Deutschen übrigens genauso, die deshalb lange Zeit auch keine Anstrengungen unternahmen, um die Arbeitskräfte aus dem Ausland zu integrieren. Das Dilemma brachte der Schweizer Schriftsteller Max Frisch auf den Punkt: „Wir riefen Arbeitskräfte, es kamen aber Menschen." Genau hier nahmen die Probleme, die in jüngerer Zeit allseits eskalieren, ihren Anfang. In meinen Augen haben die deutschen Politiker ihre Augen zu lange vor dem Tatbestand verschlossen, dass Deutschland ein Einwandererland ist. Da weder die „Gastarbeiter" selbst, noch die Gesellschaft oder gar die Politik davon ausgingen, dass sich die Zuwanderer in Deutschland dauerhaft niederlassen würden, wurde faktisch auch keine Integrationspolitik betrieben.

Zentraler Anlaufpunkt für die Arbeitskräfte aus der Türkei war damals der Münchner Hauptbahnhof. Von dort ging es weiter an die jeweiligen Arbeitsstätten. Meinem Vater hatte man einen Job als Schlosser bei der Klöckner-Hütte in Bremen besorgt, die im Zuge mehrere Fusionen inzwischen unter „Arcelor Bremen GmbH" firmiert. Wo das lag, wusste er ebenso wenig wie das, was ihn dort erwarten sollte. Für die Unterbringung waren die jeweiligen Arbeitgeber zuständig. Da die gesetzlich vorgeschriebenen Standards niedrig waren, war das alles andere als komfortabel, was man den „Gastarbeiter der ersten Stunde" zumutete. Provisorische Holzbaracken oder runtergekommene Wohnheime in Werksnähe, die nur karg möbliert waren. Stockbetten für sechs bis acht Mann in einem kleinen Zimmer waren die Regel. Die Küchen in den Wohnheimen waren oftmals so klein, dass sich die Bewohner nur schichtweise selbst versorgen konnten. Streng reglementiert war auch der Ablauf in den Heimen. So war es teilweise untersagt, das Mobiliar zu verrücken, Fotografien an den Wänden oder den Möbeln anzubringen oder angezogen auf dem Bett zu liegen.

Im Unterschied zu den vielen anderen, die ungewohnte Arbeiten verrichten mussten, ging Hasan die Arbeit als Betriebsschlosser bei Klöckner leicht von der Hand. Obwohl er der fremden Sprache nicht mächtig war, fand er auf der Arbeit schnell Anschluss. Und zwar zu anderen Zuwanderern aus dem Süden der Türkei, die seit den 1960ern in Bremen ihr Auskommen gefunden hatten. Man blieb unter sich. Der Umgang mit den deutschen Kollegen war distanziert, in der Regel jedoch freundlich. Verschiedentlich kam es im Werk zu Auseinandersetzungen, weil die Türken im Einzelakkord ein schnelles Tempo vorgaben, um ihren Fleiß unter Beweis zu stellen. Das wiederum sahen die Deutschen gar nicht gerne, wenn sie an den Bestleistungen ihrer türkischen Kollegen gemessen wurden.

Neben der harten Arbeit als Schlosser engagierte sich Vater bei einem Fußballverein. Daraus ging 1976 der Verein Rot-Weiss Hürriyet Delmenhorst hervor, der einer der ersten Fußball-Vereine mit Migrationshintergrund in Norddeutschland gewesen ist. Gründungsmitglied und Ehrenspielführer des Vereins war übrigens

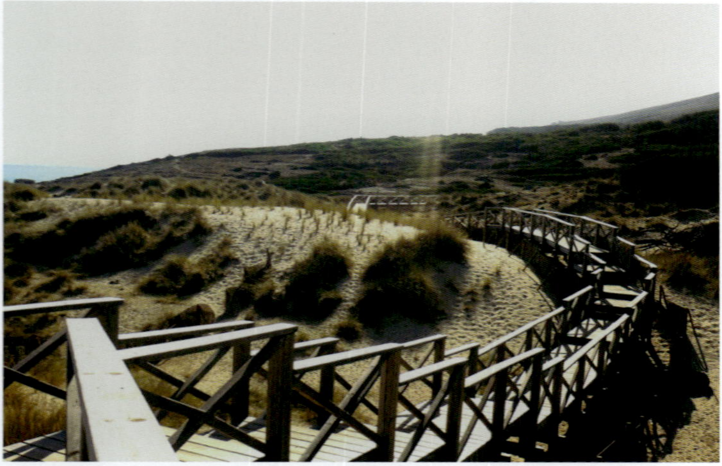

der Ex-Spielerprofi Özer Akman. Vom Lohn überwies uns Vater wöchentlich eine Summe, die für die Verhältnisse, die damals in Südostanatolien herrschten, recht stattlich war. Damit sie zumindest verschiedentlich mit ihrem Mann sprechen konnte, schaffte Mutter davon alsbald ein Telefon an. Etwas später kam zur Freude der gesamten Verwandtschaft sogar ein Fernseher ins Haus.

Saadet haderte oft damit, dass ihr Mann in der Fremde war. Sie war in großer Sorge, dass ihr die vielen Pflichten und Aufgaben über den Kopf wachsen und die Erziehung der Kinder ohne Beistand ihres Vaters Schaden nehmen könnten. Unterstützt wurde sie von Daye, wie wir unsere Oma mütterlicherseits nannten, und von ihrem älteren Bruder Hasan, der für uns Kinder alsbald zum Vaterersatz wurde. Für mich sollte er der gütigste und verständnisvollste Onkel „auf der Welt“ werden. Wie gerne denke ich an die Sommerferien zurück, die ich bis zu meinem 15. Geburtstag alljährlich in seinem Haus verbracht habe. Sternstunden herrschten bei uns immer dann, wenn Vater in Siverek zu Besuch war. Er beschenkte alle reich und die Erwachsenen saßen stundenlang beieinander, um seinen Berichten zuzuhören. Saadet konnte sich dabei ein Achselzucken vielfach nicht verkneifen: Deutschland erschien ihr wie Absurdistan.

Als Mutter 1971 mit mir hochschwanger war, zog Oma Daye bei uns ein, um ihrer Tochter noch besser zur Seite gehen zu können. Ich kam an einem heißen Septembertag zur Welt und wurde auf den Namen Güler getauft. Wenige Monate nach meiner Geburt passierte ein furchtbares Unglück. In einem unachtsamen Moment rannte der kleine Wildfang Nurhayat auf die Straße vor unserem Haus, wo sie ein mit Wasserkanistern beladenes Fuhrwerk, das von zwei Pferden gezogen wurde, erfasste. Ein gellender Schrei. Mutter, die mich gerade stillte, stürzte mit dem Säugling im Arm hinaus. Oma Daye ihr hinterher. Die kleine Nurhayat lag blutüberströmt zusammengekrümmt auf der staubigen Straße. Die beiden Pferde bockten, nur mit Mühe hielt der Kutscher sie im Zaum. Die Menschen, die sich inzwischen um den winzigen Körper versammelt hatten, gafften, während Nurhayats Blut den Straßenstaub allmählich dunkel färbte. Mutter stand unter Schock, ich schrie am Spieß. Schließlich fasste sich der Kutscher ein Herz. Auf seinem Gefährt brachte er Mutter und meine leblose Schwester zur nächstgelegenen Krankenstation. Oma Daye blieb mit mir und meinen beiden Brüdern zurück.

Die Kleine wurde auf der Station notdürftig versorgt und dann umgehend ins städtische Krankenhaus von Siverek eingeliefert. Die Ärzte dort diagnostizierten ein Schädel-Hirn-Trauma und schlossen dabei nicht aus, dass wichtige Gehirnfunktionen der Dreijährigen beeinträchtigt sein könnten. Ihr linkes Bein, das sich in den Speichen des Fuhrwerks verfangen hatte, schien verloren. Damals wie heute fehlt es den staatlichen Krankenhäusern in der Türkei an allen Ecken und Enden an finanziellen Mitteln. Die medizinische Ausstattung ist veraltet, die Krankenhäuser sind überfüllt, Ärzte und Personal sind überfordert und es gibt lange Wartelisten. Sehr viel besser stehen die privaten Krankenhäuser und Praxen da. Sie sind modern ausgestattet, aber sehr teuer.

Dank der beträchtlichen Summe, die Vater für seinen Traum von einem eigenen Heim inzwischen angespart hatte, war es möglich, Nurhayat in eine Privatklinik nach Diyarbakir zu verlegen. Nach mehreren komplizierten Operationen konnte ihr Bein tatsächlich gerettet werden. Obschon Onkel Hasan und Oma Daye ihr zur Seite standen, trug Mutter in dieser Zeit eine besonders schwere Last. Seelisch wie körperlich. Anders als in Deutschland sind Patienten in der Türkei darauf angewiesen, dass sich Familie und Freunde während ihres Klinikaufenthaltes um sie kümmern. Den frisch geborenen Säugling im Gepäck pendelte Saadet täglich zwischen Siverek und dem 80 Kilometer entfernten Diyarbakir hin und her. Als Nurhayat nach Wochen endlich aus der Klinik entlassen wurde, war sie am Ende ihrer Kräfte. Vater fällte in Deutschland eine weitreichende Entscheidung: „Die Familie gehört zusammen! Ihr zieht zu mir."

Während er in Deutschland die Formalitäten für unsere Familienzusammenführung erledigte und in Bremen und Umgebung nach einer geeigneten Wohnung für eine sechsköpfige Familie Ausschau hielt, kümmerte Mutter sich schweren Herzens um die Vorbereitungen für unsere Abreise. Sie haderte mit dem Schicksal. Der Gedanke, die vertraute Heimat und die geliebten Verwandten zurücklassen zu müssen, war ihr unerträglich. Das Unbekannte, das auf sie und ihre vier Kinder zukommen sollte, ängstigte sie. Nachdem Vater in Delmenhorst eine Drei-Zimmer-Wohnung angemietet und mit dem Notwendigen ausgestattet hatte, kehrten wir Siverek unter vielen Tränen den Rücken. Ich war damals sechs Monate alt. Nurhayat, die weiterhin mit den Folgen des schweren Unfalls zu kämpfen hatte, verblieb vorerst unter den Fittichen von Oma Daye. Sie kam erst ein halbes Jahr später nach und wurde in Deutschland abermals operiert. Bis zu ihrer vollständigen Rehabilitation brauchte es noch eine lange Zeit. Zurückgeblieben ist bis heute ein leichtes Hinken, das freilich nur jene wahrnehmen, die meine große Schwester sehr gut kennen.

Meine Brüder lebten sich in Delmenhorst relativ rasch ein. Anders Mutter Saadet. Obschon Hasan sie verschiedentlich aufforderte, Kontakt zu anderen türkischen Frauen aufzunehmen, zog sie sich komplett zurück. Die Wohnung verließ sie allenfalls, um im nahe gelegenen türkischen Supermarkt einzukaufen. Da Mehmet und Mustafa zur Schule gingen und schnell Anschluss an eine türkische Clique gefunden hatten, klammerte sie sich an ihre beiden Töchter, an Nurhayat und mich. Ich erinnere mich noch gut daran, wie sie uns sentimentale Lieder aus der Heimat vorsang oder Geschichten aus Südostanatolien erzählte. Von Noahs Berg, Sippenfürsten und barmherzigen Rettern, die sich anschickten, den Hoffnungslosen zu helfen. Vielfach jedoch saß sie einfach nur stumm da. Den Blick unverwandt auf einen Wandkalender gerichtet, der Ansichten von Südostanatolien zeigte. Ihre Trauer um den Verlust ihrer Heimat und die Menschen, die sie so sehr liebte, war grenzenlos. Wenn Hasan von der Schicht heimkam, fand er vielfach eine verweinte Frau vor. Sie begann, ihm Vorwürfe zu machen. Dass er die Familie entwurzelt habe und dass seine Kinder in einer Kultur aufwüchsen, die fremd sei. Immer öfter kam es zwischen den Beiden zum Streit. Dass Hasan jähzornig und in der Folge auch gewalttätig werden konnte, hielt Saadet nicht von ihrem Plan ab. Sie wollte mit den Kindern partout zurück nach Anatolien.

Völlig unerwartet gab Hasan seiner lamentierenden Frau eines Tages nach. Irgendwie schien ihm der Gedanke inzwischen lieb geworden zu sein, dass Saadet zurück nach Siverek ging, damit seine Kinder dort erzogen wurden. Das galt insbesondere für seine beiden Töchter. Die Freiheiten, die sich die Frauen in den siebziger Jahren in Deutschland erobert hatten, waren seine Sache nicht. Nicht verborgen geblieben war ihm zudem, dass die Deutschen ihre Sexualität sehr viel freizügiger leben als die Türken. Der Gedanke, dass sich seine Töchter ähnlich entwickeln könnten, stieß ihn vor den Kopf. Hasan stand auf dem Standpunkt, dass sein Nachwuchs nach den Normen erzogen werden sollte, nach denen er selbst erzogen worden war.

Die Werte Namus (Ehre), Seref (Ansehen), Sevgi (Liebe) und Saygi (Respekt) haben in der türkischen Kultur hohe Stellenwerte. Sie prägen nicht nur das familiäre Zusammenleben, sondern haben auch im Rahmen der Kindererziehung eine große Bedeutung. Obschon sich die Lage von Mädchen und Frauen in den vergangenen Jahren in der Türkei tendenziell verbessert hat, werden sie sowohl in der Gesellschaft, wie auch in der eigenen Familie, vielfach noch als untergeordnete Persönlichkeiten angesehen und entsprechend behandelt. Entscheidungen über den Lebensweg einer unverheirateten Frau trifft der Vater, später der Ehemann. Für meine Schwester Nurhayat und mich hieß das, dass wir auf unsere Rollen als zukünftige Ehefrauen und Mütter vorbereitet wurden. Alles andere hielt Hasan für unnötigen Schnickschnack. Für uns tabu waren voreheliche Sexualkontakte. Frauen, die ihre Jungfräulichkeit verloren haben, werden diskriminiert und bestraft; ihre Familien gelten als entehrt.

Mutter, Mustafa, Nurhayat und ich kehrten im Frühjahr 1976 nach Siverek zurück. Vater und der damals 13-jährige Mehmet, der inzwischen eine weitergehende Schule besuchte, blieben in Delmenhorst. Wegen der Ölkrise und dem damit zusammenhängenden wirtschaftlichen Rückgang hatte die Bundesregierung im Oktober 1973 einen Anwerbestopp erlassen, der Hasan befürchten ließ, im Falle einer Ausreise keine abermalige Einreiseerlaubnis nach Deutschland zu erhalten. Mit dem Abschied schwer tat sich der zehnjährige Mustafa. Er hatte in Delmenhorst unter seinesgleichen gute Freunde gefunden und sich zudem an den Wohlstand im Land gewöhnt. Aufgrund meines jungen Alters fiel mir die Rückkehr in einen nahezu mittelalterlich anmutenden Landstrich leicht. Im Gegensatz zu meinen älteren Geschwistern hatte Deutschland bei mir keinen nachhaltigen Eindruck hinterlassen. Nurhayat blieb in sich gekehrt: der schwere Unfall und die lange Zeit der Rekonvaleszenz hatten ihr zugesetzt. Und die wilde

Tollerei, die sie als kleines Mädchen so geliebt hatte, die war auch vorbei. Als ich Nurhayat später einmal darauf angesprochen habe, warum sie auf etwas verzichtet, was sie doch immer mit so großer Begeisterung getrieben hat, sagte sie mir: „Besonnenheit ist ein ständiger Begleiter der Weisheit, Güler."

Mutter Saadet war einerseits froh, wieder in der Heimat bei ihren Verwandten sein zu können, andererseits war sie traurig. Mehr noch als unter der Trennung von ihrem Mann litt sie darunter, nicht allseits dabei sein zu können, währenddessen sich ihr erstgeborener Sohn Mehmet zum Mann entwickelte. Obwohl er seine Schulferien in Siverek verbrachte, hatte Mutter ein latent schlechtes Gewissen. Sie fühlte sich schuldig, weil ihr Unvermögen, in Deutschland Fuß zu fassen, die Familie abermals auseinandergerissen hatte. Sie befürchtete, dass sich Hasan und Mehmet entfremden könnten. Ihre Sorgen blieben Oma Daye und unserem Onkel natürlich nicht verborgen. Beide rieten dazu, mit dem fremden Land Frieden zu schließen und zu Sohn und Ehemann zurückzukehren. Wenige Monate nachdem ich im Alter von fünf Jahren in die Grundschule gekommen war – Kinder werden in der Türkei früher eingeschult als in Deutschland – sprach Vater nach einem tränenreichen Telefonat ein Machtwort: „Die Familie gehört zusammen! Ihr kommt zurück nach Delmenhorst!"

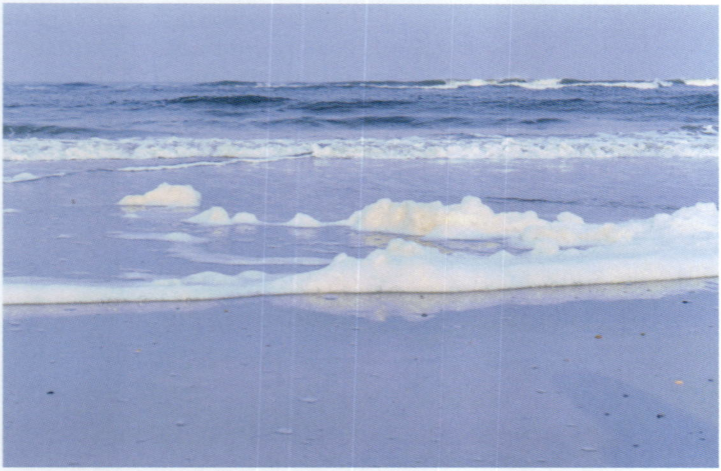

Das, was wir sind und sein wollen, obliegt uns selbst

Wieder in Delmenhorst machte ich meinem Vornamen Güler – die Glückliche – alle Ehre. Von der Zerreißprobe Türkei – Deutschland hatte ich in meinen damals jungen Alter ebenso wenig mitbekommen wie von der Ehekrise meiner Eltern. Ich war überglücklich, wieder mit Vater und Mutter vereint zu sein. Bereits Monate nach unserer Rückkehr wurde ich in Deutschland eingeschult. Ich freute mich sehr darauf. Endlich hatte ich die olle Schuluniform los, die in der Türkei für jeden Schüler Pflicht ist. Außerdem bekam ich eine Schultüte, obwohl das in unserer Kultur nicht üblich ist. Sie war mit allerlei Leckereien gefüllt, darunter Lokum, eine Süßigkeit, die in Anatolien bereits seit dem 14. Jahrhundert hergestellt wird. Die himmlisch süßen, geleeartigen Würfel, die mit reichlich Puderzucker bedeckt sind, hatte Mutter mit viel Liebe eigens für meinen besonderen Tag zubereitet. Abends gab es sogar Helva, der „Türkische Honig", eine Spezialität aus Sesam, Zucker und Honig, die in der Türkei üblicherweise bei ernsten feierlichen Anlässen wie Beerdigungen oder Beschneidungen zum Nachtisch kredenzt wird. Vorm Zubettgehen steckte mir Nurhayat, die bereits Erfahrungen auf einer deutschen Schule gesammelt hatte, einen kleinen Zettel zu. Darauf hatte sie in ihrer schönsten Kinderschrift mit dem Füllfederhalter notiert: „Ob dich der neue Weg vorwärts bringt, weißt du erst, wenn du ihn gehst." Die Affirmation sollte mir zur Maxime werden. Zu allen meinen Lebenslagen machte mir dieser Sinnspruch Mut. Bis heute bewahre ich den Zettel, der inzwischen ein wenig vergilbt ist, wie einen edlen Schatz in einem Album mit Familienbildern auf, die noch aus jener Zeit stammen als wir in Südostanatolien gelebt haben.

Tatsächlich begann für mich jetzt der Ernst des Lebens. Und zwar galt das einerseits für mein Leben in der Familie. Spätestens ab ihrem sechsten Lebensjahr werden türkische Mädchen, denen zuvor noch gewisse Freiheiten zugestanden werden, im Elternhaus gewissenhaft auf ihre Rolle als zukünftige Ehefrau, Mutter und Hausfrau vorbereitet. Sie werden streng kontrolliert und dementsprechend in ihren Rechten auf eine individuelle persönliche Entfaltung beschnitten. Und andererseits galt das auch für meine Ausbildung. Obwohl ich mich sehr auf den Besuch einer deutschen Schule gefreut hatte, fühlte ich mich von Anfang an dort nicht wohl. Ich sprach kaum ein Wort Deutsch und sah mit meinen dunklen Haaren, dem dunklem Teint und meinen dunklen Augen anders aus als die anderen Kinder. In den siebziger Jahren des letzten Jahrhunderts hatte es der Nachwuchs von Einwanderern an deutschen Schulen noch sehr viel schwerer als heute. Damals waren sie Ausnahmeerscheinungen – fremdländisch ausschauende Außenseiter, die beargwöhnt, begafft und oftmals auch gehänselt wurden. Erschwerend kam hinzu, dass die deutschen Behörden für den Zuzug schulpflichtiger Kinder aus dem Ausland kaum Vorkehrungen getroffen hatten. So schrieb das Schulverwaltungsgesetz vom April 1965 allen schulpflichtigen „Gastarbeiterkindern“ zwar vor, eine deutsche Schule zu besuchen, ohne ausreichende Vorbereitung war der schulische Alltag aber von den allerwenigsten zu meistern. Spezielle Unterstützung, wie heute üblich, hatten Kinder von Migranten damals nicht. Und so konnte nicht ausbleiben, dass die Potenziale der Kinder damals weder erkannt, noch gefördert wurden. Zwar hatten die Kultusministerien den Schulen die Möglichkeit eingeräumt, eigens Ausländerklassen zu bilden, ein Zustandekommen der Klassen war jedoch erst dann möglich, wenn dafür mindestens 20 Schüler aus einer Nation und etwa im gleichen Alter zusammengekommen waren. Diese Bedingungen konnten damals allenfalls Schulen in Ballungsräumen erfüllen. Leidtragende dieser Situation waren alle Beteiligten. Lehrer, die gegen zu große Klassen und Verständigungsschwierigkeiten anzukämpfen hatten, deutsche Kinder, die unterfordert waren, und ausländische Schüler, die dem Unterrichtsstoff aufgrund der Sprachbarrieren nicht folgen konnten.

Dass heute viele meiner Landsleute gegenüber dem deutschen Bildungssystem skeptisch eingestellt sind, hängt sicherlich auch mit den großen Problemen zusammen, die sie selbst als Kinder der ersten Einwandergeneration an deutschen Ausbildungsstätten hatten. Viel hat sich seither geändert, aber noch ist längst nicht alles gut. Beizupflichten wäre in diesem Zusammenhang der Staatsministerin für Migration im Kanzleramt, Aydan Özogut, die eine bessere „Willkommenskultur“ in Schulen und Ausbildungsbetrieben fordert. Zwar machen Einwandererkinder inzwischen tatsächlich immer höhere Schulabschlüsse, bei ihrer Jobsuche allerdings zahlt sich die bessere Qualifikation leider noch immer nicht aus. Sie bekommen dann häufig mit Vorurteilen zu tun, insbesondere gegen Muslime bestehen in Deutschland große Vorbehalte. Besorgniserregend ist auch, dass fremdenfeindlich motivierte Straftaten, die eine Zeitlang rückläufig gewesen sind, in den vergangenen Jahren wieder angestiegen sind. Mit ein Grund für diese Entwicklung hin zum Negativen ist für mein Dafürhalten die Weigerung der Verantwortlichen, sich konkret mit der Integrations- und Zuwanderungspolitik zu befassen. Was passiert, wenn man diese Problematik über Jahre hinweg auf die lange Bank schiebt, kann man an der rasant wachsenden Pegida-Bewegung erschreckend deutlich ablesen.

Wie in allen anderen Städten existieren in Delmenhorst heute Schulen, bei denen der Anteil der Kinder mit Migrationshintergrund bei über 50 % liegt. Infolgedessen sind die Bemühungen, Kinder türkischer, albanischer, aramäischer, syrischer, polnischer, russischer, spanischer oder griechischer Abstammung zu integrieren und ihnen zu erfolgreichen Abschlüssen zu verhelfen, inzwischen auch dort vielfältig. Zu meiner Zeit allerdings war das noch völlig anders. Ich war ein Außenseiter ohne Kenntnisse der deutschen Sprache und weitgehend auf mich selbst gestellt. Entsprechend schlecht waren meine schulischen Leistungen in den ersten beiden Jahren. Abgesehen von meiner Schwester Nurhayat, mit der ich mich seit ihrem schweren Unfall noch stärker verbunden fühlte, gab es für mich zu Hause keinerlei Unterstützung. Es fand sich dort niemand, der mit mir Vokabeln gepaukt oder meine Hausaufgaben kontrolliert hätte. Und natürlich gab es auch keinen, der für meine Rechte, etwa auf Elternabenden in der Schule, eingetreten wäre. Unsere Mutter sprach kein Wort Deutsch und war mit herrschenden Sitten im Land nicht vertraut. Wie schon bei unserem ersten Aufenthalt in Deutschland kapselte sie sich ab und verließ die Wohnung nur für notwendige Einkäufe. Erst in späteren Jahren knüpfte sie vorsichtige Freundschaftsbande zu anderen türkischen Frauen. Mehmet und Mustafa gingen ihre eigenen Wege. Und Vater? Wie die meisten türkischen Männer stand er auf dem Standpunkt, dass die Kindererziehung Sache der Frau ist.

Bei uns zu Hause wurde nur Türkisch gesprochen. Mutter vertrieb sich die Zeit mit türkischen Radiosendern und nachdem Vater eine Satellitenschüssel angeschafft hatte, liefen ausnahmslos türkische Programme in unserem Fernseher. Abgesehen von den Schulbüchern meiner älteren Geschwister existierte in unserer Wohnung nichts in deutscher Schrift. Zwar habe ich versucht, Nurhayat zu überreden, gemeinsam Deutsch zu üben. Als uns Vater aber beim Radebrechen erwischte, unterband er das barsch: „In eurem Elternhaus wird Türkisch und Zazaisch, unsere Muttersprache, gesprochen. Deutsch ist in meinem Haus tabu!“

Zazaisch, auch Zazaki genannt, ist eine seltene Sprache. Ursprünglich im schwer zugänglichen Bergland Anatoliens beheimatet, wird sie heute weltweit nur noch von wenigen Menschen gesprochen. Und zwar vor allem in

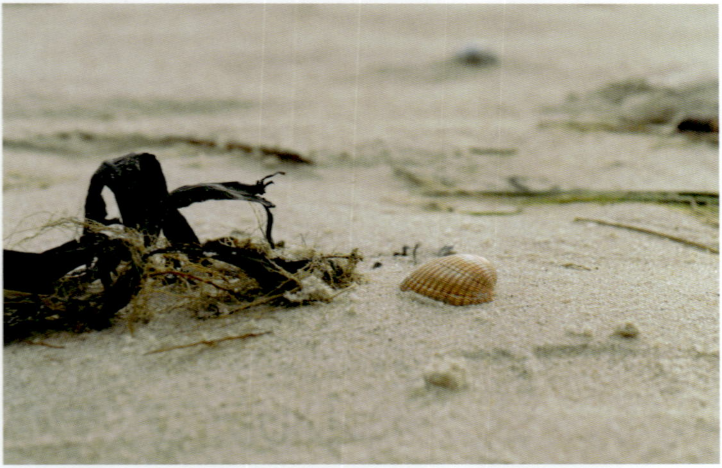

Ostanatolien, im Iran und Irak. Die Zaza betrachten sich in der Regel zwar als Kurden, allerdings ist ihre Sprache mit den kurdischen Sprachen nur insofern verwandt, als sie alle die westiranische Sprachgruppe gemeinsam haben. In Deutschland wurde zumindest das Zazaische Wort „Babo“ (Vater) bekannt, das der Langenscheidt Verlag 2013 zum „Jugendwort des Jahres“ gekürt hat. Als Slangausdruck für „Chef“, „Durchblicker“ ist es vor allem unter Jungen und jungen Männern aus Ostanatolien gebräuchlich.

Bis heute kann ich nicht nachvollziehen, dass Vater uns zwar erlaubt hatte, eine deutsche Schule zu besuchen, den Gebrauch jener Sprache aber, die in dem Land herrscht, wo wir lebten, zu Hause aber strikt untersagte. Nach seinem Verbot lag ich erstmals im Widerstreit. Nicht etwa, weil ich im Alter von damals sechs Jahren gegen die Autorität meines Vaters aufbegehrt hätte. Vielmehr deshalb, weil mir erstmals bewusst wurde, dass ein türkisches Mädchen aus konservativer Familie in Deutschland allerhand Widersprüche aushalten muss. Obwohl mir bewusst war, dass ich in Gefahr lief, Vaters Zorn auf mich zu ziehen, setzte ich alles daran, mir die fremde Sprache anzueignen. Sich Deutsch beizubringen ohne Nachhilfe, Lehrbücher à la „Deutsch für Ausländer“ oder Internet, dazu gehört sehr viel Disziplin. Allemal für ein Kind in meinem zarten Alter. Allerdings war ich schon damals äußerst willensstark. Ich hatte mir fest vorgenommen, das zu schaffen, weil mir bewusst geworden war, dass ich ohne Sprachkenntnisse in Deutschland eine Außenseiterin bleiben würde. Ich wollte verstehen, was uns die Lehrer erklärten, und auf dem Schulhof nicht mehr alleine herumstehen. Außerdem hatte ich die feste Absicht, mich mit Gabi zu befreunden, die in der Schulbank vor mir saß. Ihr Pferdeschwanz wippte so lustig. Anders als die anderen Kinder in meiner Klasse lächelte sie mich auch immer freundlich an. Offensichtlich hielt sie mich für keinen Fremdling aus Absurdistan.

Mein großes Glück damals war, dass ich in der Türkei schon recht gut Lesen gelernt hatte. Ich quengelte so lange, bis mir mein großer Bruder Mehmet aus dem türkischen Jugendverein einige Materialien zum Deutschlernen besorgte, die natürlich noch weit entfernt von den Standards der heute üblichen DaF-Lernmethoden waren. Ich lernte Vokabeln auswendig, las die ersten kürzeren Texte auf Deutsch und übte mich im Schreiben und Aussprechen, was uns Türken nicht gerade leicht fällt. Umgekehrt gilt das freilich auch: die meisten Deutschen tun sich schwer damit, die türkische Sprache korrekt auszusprechen. Meine Mutter ließ mich gewähren. Aus guten Gründen: Leistung gilt bei türkischen Familien im Rahmen der Kindererziehung sehr viel!

Mutter war abermals schwanger. Unsere kleine Knospe Filiz kam 1977 zur Welt. Vater bekamen wir damals selten zu Gesicht. Wenn er spät abends heimkam, lagen wir jüngeren Geschwister meist schon zu Bett. Er trug sich mit dem Gedanken, seine Tätigkeit als Betriebsschlosser bei Klöckner aufzugeben. Erst hatte er lange Jahre in Südostanatolien als Getreidehändler geschuftet und danach in einem fremden Land Arbeiten verrichtet, für die sich viele Deutsche meist zu schade waren. Längst war er nicht mehr so fit und belastbar wie früher. Zudem ging damals in seinem Betrieb die Angst vor Arbeitsplatzverlusten um, womit der Ton unter den Kollegen sehr viel rauer geworden war. Hasan, der Deutsch immer noch nicht sonderlich gut verstand, fühlte sich ausgegrenzt und diskriminiert. Er hatte es leid, ein abhängig Beschäftigter zu sein. Endlich wollte er seinen Traum von einem eigenen, kleinen Gewerbe verwirklichen. Schließlich war er deshalb nach Deutschland gekommen. Er wollte seinen Stolz wahren, sein eigener Chef sein und in die eigene Kasse wirtschaften.

Auch in dieser Hinsicht war Vater Hasan kein Einzelfall. Viele Einwanderer der ersten Generation haben jahrelang in Deutschland malocht, um Ersparnisse zusammenzukratzen. Damit sind sie aber nicht etwa in ihre Heimat zurückgekehrt. Vielmehr investierten sie das Geld in Deutschland, indem sie sich selbstständig gemacht haben. 1970 existierten in der Bundesrepublik bereits 3.000 türkische Unternehmen. Zumeist besetzten die Pioniere im Gastgewerbe und im Einzelhandel Nischen, um die speziellen Bedürfnisse ihrer Landsleute befriedigen zu können. Dass viele von ihnen ausgesprochen schnell erfolgreiche Geschäfte aufgebaut haben, hängt sicherlich auch mit der Mentalität der ersten Einwandergeneration zusammen, die ganz unten angefangen hat. Sie arbeiteten deshalb so hart und ohne Unterlass, weil sie die Erfahrung gemacht hatten, dass nur Arbeit ihr Überleben in der Fremde sichert.

Ich erinnere mich genau. Obwohl es eher Stil unseres Vaters gewesen wäre, Entscheidungen über die Köpfe der weiblichen Familienmitglieder hinweg zu fällen, berief er eines Tages einen Familienrat. Ich war damals knapp zehn Jahre alt, als er uns eröffnete, den Job im Werk an den Nagel hängen zu wollen, um sich im Gastgewerbe selbstständig zu machen. Nach dem Vorbild der Kahvehane, den türkischen Dorf- und Stadtteilviertel-Cafés, wollte er für seine Landsleute einen kommunikativen Treffpunkt einrichten. Einen Ort, wo türkische Männer unter sich sein und das pflegen können, was ihnen lieb und teuer ist. Seine Darlegungen beschloss er mit einem Sprichwort, das man in unserer Heimat oft hört, wenn sich ein Türke vom Rest der Welt ausgeschlossen fühlt: „Türk'ün Türk'den baska dostu yoktur". (Ein Türke hat außer einem Türken keinen Freund.)

Mehmet und Mustafa waren vom Vorhaben unseres Vaters begeistert. Mutter blieb still. Offenbar ahnte sie, dass sie Hasan zukünftig noch seltener zu Gesicht bekommen würde. Nurhayat und ich schwiegen ebenfalls still. Dass Einwanderer in der Fremde versuchen, weiter in der Kultur ihrer Heimat zu leben, bedeutet zwar keineswegs automatisch, dass sie ihrem Gastland gegenüber nicht loyal sind. Trotzdem fühlten wir uns beide mit dem Gedanken nicht wohl, dass Vater einen Rückzugsort für unsere Landsleute einrichten wollte. Allerdings war uns durchaus bewusst, dass unsere Meinung bei ihm sowieso nicht zählte.

Dass man sich in der Fremde abkapselt, entspringt nicht immer dem Wunsch der Migranten. Oftmals erfolgt das auch aus einem Mangel an Gelegenheiten, mit anderen in Kontakt zu treten, oder aufgrund von Ablehnung. Als unser Vater 1969 nach Delmenhorst gekommen war, wollte Deutschland keine Ausländer. Deutschland wollte Arbeitskräfte. Man interessierte sich weder für die Menschen, noch für ihre Geschichte oder Herkunft. Bis weit in die 1980er überließ man die Migranten sich selbst. Die Folge davon war, dass sie sich eine eigne Welt schufen: ein gemütliches Café, eigene Supermärkte, Freizeitzentren. Inzwischen haben sich die Strukturen verfestigt. Begriffe wie „Ausländer-Ghetto“ oder „Parallelgesellschaft“ haben im öffentlichen Diskurs Konjunktur, wobei sich die Debatten zumeist an den muslimischen Migranten erhitzen. In der Regel geht es dann um Stadtteile in den Ballungszentren. Wohnbezirke, die einer öffentlichen Stigmatisierung ausgesetzt sind, weil sie mit dem islamischen Fundamentalismus, wild wuchernder Kriminalität und Gewaltverbrechen gegen Frauen assoziiert werden.

Fachleute streiten darüber, inwiefern ein Rückzug in die ethnische Nische die Integration behindert. In meinen Augen erfüllen Angebote und Dienstleistungen von Migranten, die sich an die eigenen Landsleute richten, auch den Zweck, sich in der Fremde ein Stück Heimat zu sichern. Das stärkt wiederum die Identität und führt zu mehr Selbstwertgefühl und Zufriedenheit. Beobachten konnte ich das deutlich an unserer Mutter Saadet, die das Haus nur dann verließ, wenn sie ihr Weg zu ihres gleichen führte. Dorthin, wo traditionell gewachsene Gemeinsamkeiten gepflegt wurden und wo sie sich in ihrer Muttersprache verständigen konnte.

Als in Delmenhorst der erste türkische Frisörsalon für Frauen eröffnet wurde, blühte Mutter, die von jeher wie alle anderen Türkinnen viel Wert auf ein gepflegtes Äußeres legt, im wahrsten Sinne des Wortes auf. Sie ging fortan regelmäßig hin. Nicht allein, um sich verschönern und sich die Haare machen zu lassen, sondern um sich mit den anderen Frauen dort auszutauschen. Der Besuch beim Frisör tat ihr deshalb so gut, weil ihr Rückgrat gestärkt wurde. Ein Rückgrat, das durch ein Leben in einem Land, das ihr immer wie Absurdistan vorgekommen war, inzwischen stark angeknackst war. Die Besuche gaben ihr neuen Mut: „Du kannst dein Leben nicht verlängern, aber jederzeit deiner Seele neue Nahrung geben."

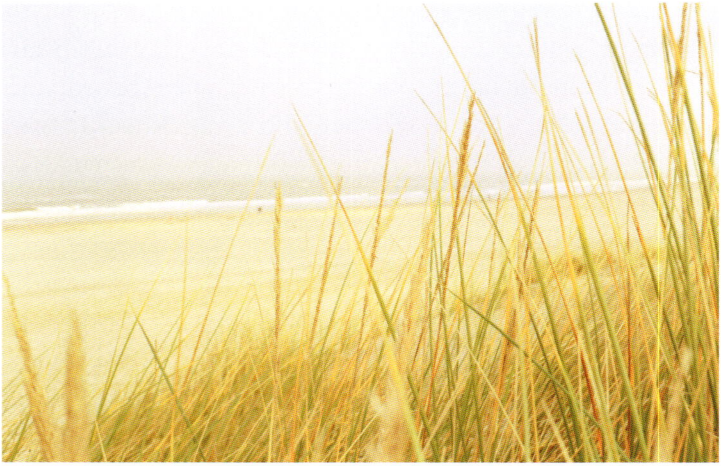

Lebe, um zu leben, und versuche es nicht zu verstehen

Ich erinnere mich noch gut an den Tag, als mein jüngerer Bruder Mustafa uns seine deutsche Freundin Sandra vorgestellt hat. Die junge Frau gefiel mir auf Anhieb. Obwohl sie fünf Jahre älter war als ich, hatten wir von Anfang an einen besonders guten Draht zu einander. Dass sich Mustafa fortan zu Hause nur noch selten blicken ließ, daran nahmen unsere Eltern keinen Anstoß. Im Gegensatz zu ihren beiden Töchtern hielten sie ihre Söhne nicht an der kurzen Leine. Das gilt übrigens generell, dass türkische Jungen in ihren Familien sehr viel mehr Freiheiten genießen als die Mädchen. Jungen dürfen toben und selbstbewusst auftreten, Mädchen sollen stiller sein und sich bescheiden geben. In türkischen Familien hält sich die Vorstellung, dass der Junge durch Imitation des Vaters in seine Rolle als zukünftiger Ernährer, Beschützer und Oberhaupt seiner eigenen Familie hineinwächst. Da es ein wichtiges erzieherisches Ziel ist, dass ein Junge Selbstbewusstsein und Stärke entwickelt, dürfen die Söhne gerne auch mal über die Stränge schlagen. Ihr Fehlverhalten zieht in der Regel keine größeren Konsequenzen nach sich. So sich die Eltern überhaupt nicht mehr zu helfen wissen, schicken sie ihren Jungen in der Hoffnung zum Militär, dass er sich dort die Hörner abstößt und Disziplin lernt. Fruchtet auch das nicht, verheiratet man ihn.

In der deutschen Sprache war ich inzwischen längst sicher. Sowohl im Lesen und Schreiben wie im Sprechen. Wohl wusste darum so gut wie keiner. Auch meine engste Vertraute Nurhayat nicht. Wie von Vater geheißen, sprachen wir zu Hause ausnahmslos Türkisch. Während ich anfangs in der Schule große Probleme gehabt hatte, überzeugten meine schriftlichen Leistungen jetzt in allen Fächern. Dank ihrer wurde ich Jahr um Jahr in die nächsthöhere Klasse versetzt. Mein Manko allerdings war das Mündliche. Zur Verwunderung meiner Lehrer, denen aufgrund meiner schriftlichen Arbeiten bewusst war, dass ich eine begabte Schülerin war, die durchaus das Zeug zur Klassenbesten gehabt hätte. Ich brachte im Unterricht den Mund nicht auf. Auch dann nicht, wenn mich die Lehrer explizit aufforderten, eine Antwort kundzutun, die mir sprichwörtlich auf den Lippen lag. Ich schwieg beharrlich. Lediglich Gabi, mit der ich mich tatsächlich angefreundet hatte, obschon sie längst keinen Pferdeschwanz mehr trug, wusste über mich und mein Dilemma Bescheid.

Ich traute mich nicht, meinen Mund auf zu machen. Scheinbar hatte ich Vaters Gebot, kein Deutsch zu sprechen, verinnerlicht. Als ich zwölf Jahre alt war, platzte es dann plötzlich aus mir heraus. In der großen Pause war mir auf dem Schulhof eine Gruppe Jungens aus meiner Klasse aufgefallen. Sie hänselten einen etwas jüngeren Schüler, von dem ich wusste, dass er im Zuge einer Familienzusammenführung erst vor wenigen Tagen aus Griechenland in Delmenhorst eingetroffen war. Bis dahin hatte er getrennt von seinen Eltern und Geschwistern bei seiner Großmutter auf Kreta gelebt.

Als ich zu der Gruppe hinzustieß, stand er mit dem Rücken zu der Mauer, die unseren Schulhof umgab. Völlig verängstigt schaute er mit großen dunkelbraunen Augen, die an meine erinnerten, seine Peiniger an. Bei diesem Anblick platzte alles aus mir heraus. Meine Ängste als Ausländerkind in einem fremden Land und der Unmut, der sich in all' den Jahren angestaut hatte, seitdem wir nach Deutschland umgesiedelt waren.

Ich herrschte meine Klassenkameraden an und ließ eine endlose Schimpfkanonade folgen. Die staunten nicht schlecht, als ich ihnen in astreinem Hochdeutsch zu verstehen gab, dass alle Menschen gleich seien und dass es Unrecht sei, andere aufgrund ihrer Nationalität oder Religionszugehörigkeit zu diffamieren. Das Eis war gebrochen. Fortan beteiligte ich mich am Unterricht rege mündlich und auch zu Hause widersetzte ich mich rebellisch dem Verbot meines Vaters, dort kein Deutsch, sondern Türkisch zu sprechen. Er wurde jedes Mal fuchsteufelswild, wenn er Nurhayat und mich dabei erwischte, dass wir Deutsch miteinander sprachen. Meine Darlegungen, dass das Beherrschen der deutschen Sprache eine Voraussetzung für schulische und berufliche Erfolge sei, wischte er barsch vom Tisch. Hasan stand auf dem Standpunkt, dass seine beiden Töchter in wenigen Jahren einen Landsmann heiraten würden und dass sie für ihre Aufgaben als zukünftige Hausfrauen und Mütter keine Kenntnisse des Deutschen benötigten.

Mit Gabi verband mich längst eine enge Freundschaft. Sie war Einzelkind, etwas älter als ich, ein wenig frühreif und bei den Jungens und Mädchen in unserer Klasse sehr beliebt. Ihre Eltern hatten sich scheiden lassen und ihre Mutter war voll berufstätig. Deshalb hatte Gabi ganztägig eine sturmfreie Bude, bisweilen sogar abends, weil die Mutter gelegentlich in einer Kneipe aushalf, um ihrer Tochter mehr bieten zu können. Aus Angst, nicht genügend Zeit für ihre Erziehung aufbringen zu können, verwöhnte sie Gabi sehr. Mich verband mit Gabi viel. Wir ärgerten uns über die gleichen Lehrer und Schulkameraden, schwärmten von den gleichen Popsängern und Schauspielern und saßen gemeinsam stundenlang am Flussufer der Delme, um uns die Zukunft schön zu malen. Heiraten und Kinderkriegen – das lag für uns beide in weiter Ferne. Wir wollten beide Jura studieren, Karriere machen, viel Geld verdienen und die Welt bereisen.

1982 wechselten wir gemeinsam auf das Gymnasium, wo Gabi schnell Anschluss an eine Clique fand, in die ich ebenfalls aufgenommen wurde. Als einzige Ausländerin! Was freilich auch dem Umstand zu schulden war, dass der Anteil an Migrantenkindern, die in den achtziger Jahren des vergangenen Jahrhunderts ein Gymnasium besucht haben, noch viel geringer war als heute. Ich mauserte mich zu einer typischen Teenagerin. Mit Flausen im Kopf, die mich allerdings nicht von Bestleistungen in der Schule abhielten. Da ich gewisse Ähnlichkeiten mit Jacqueline Onassis habe, hatte ich in der Clique bald den Spitznamen Jacqueline weg. Ich mochte es, wenn sie mich nach der berühmten Präsidentengattin nannten, die so schwere Schicksalsschläge ertragen hat. Wo auch immer die elegante und wunderschöne First Lady in Designerkleid und Pill-Box-Hut auftauchte, lag ihr die Welt zu Füßen. Insgeheim träumte ich davon, später so zu sein wie sie. Charme, Kontenance und Widerstandsfähigkeit haben sie zu der Ikone gemacht, die Jacqueline Onassis heute ist.

Zu Hause kam es immer häufiger zu Streitereien. Ich rebellierte dagegen, dass mir Freiheiten verwehrt wurden, die für andere Mädchen in meinem Alter selbstverständlich waren. Und da ich weder von meinem Freiheitsdrang, noch von den Treffen mit Gabi und der Clique ablassen wollte, kam es immer öfter auch zu Handgreiflichkeiten seitens meines Vaters. Doch weder heftige Vorwürfe, noch schlimme Schläge konnten mich von meinem Traum abhalten, mein Leben selbstbestimmt zu leben. Ich war gerade 14 Jahre alt geworden, als mir Vater erstmals androhte, mich in die Türkei zu verfrachten, um mich dort mit einem älteren Cousin zu verheiraten. Der Gedanke, dass mir eine Zwangsheirat blühen konnte, versetzte mich in Panik. Von Mutter, die ab ihrer Pubertät der Tradition gemäß von ihrer Familie ebenfalls streng behütet und bewacht worden war, konnte ich mir keine Unterstützung erwarten. Die Ehe meiner Eltern war eine arrangierte gewesen, wohl hatten sich die Beiden mit den Jahren gut zusammengerauft. „Diese Hummeln im Bauch, die vergehen schnell, Güler“, meinte Saadet einmal zu mir. „Was zählt, das sind gemeinsame Werte, gemeinsame Aufgaben und Ziele – und Vertrauen. Erst am Ende eines gemeinsamen Weges steht die Liebe.“

Die Angst, gegen meinen Willen verheiratet zu werden, verfolgte mich. Obwohl in unserer Familie über solche Dinge nicht gesprochen wurde, hatte ich von meiner älteren Schwester Nurhayat von einem solchen Fall gehört. Ihr war das Schicksal der 15-jährigen Kadriye zu Ohren gekommen, die in Delmenhorst in unserer unmittelbaren Nachbarschaft aufgewachsen war. Wie jedes Jahr verbrachte die Familie von Kadriye ihre Sommerferien in der Türkei. Zwei Tage nach ihrer Ankunft in Anatolien war ein Onkel mit einem seiner Söhne ins Haus gekommen. „Das ist dein Mann", wurde ihr gesagt. Kadriye wollte nicht heiraten und schon gar keinen fremden Mann. Sie war jung, unerfahren, besuchte in Deutschland die Schule, hatte sich dort gut eingelebt und eigene Pläne für die Zukunft. Sie hatte große Angst. Niemand hörte sie an. Ihr Vater hatte sie dem Sohn des Onkels bereits vor zwei Jahren versprochen. Kadriye versuchte, Widerstand zu leisten. Sie wurde geschlagen. Bereits drei Wochen später fand die Hochzeit statt. Das Leben mit einem Fremden sollte für Kadriye zur Hölle werden: Unterdrückung, Gewalt – sie floh aus dem Haus. Als sie sich schließlich scheiden lassen wollte, schlug sie ihr Bruder halbtot, weil sie die Ehre der Familie besudelt hatte.

Über das Leid von Frauen, die zwangsverheiratet oder deren Genitalien verstümmelt werden, war in Deutschland bis weit in die 90er Jahre des vergangenen Jahrhunderts kaum etwas bekannt. In den Fokus der deutschen Öffentlichkeit rückten solche Themen erst durch Waris Dirie, einem Model somalischer Herkunft. In ihrem 1998 erschienenen Bestseller „Wüstenblume", der sich weltweit über elf Millionen Mal verkauft hat und 2008 auch verfilmt wurde, sprach sie offen über ihre Beschneidung im zarten Alter von fünf Jahren und über den Versuch, sie 13-Jährig mit einem Mann zu verheiraten, der ihr Großvater hätte sein können. Waris Dirie flüchtete, kam auf abenteuerlichen Wegen nach London und wurde dort vom Starfotografen Terence Donovan als Modell entdeckt. Ihr Schicksal bewegte nicht nur Millionen. Vielmehr trug die Somalierin mit ihrem Engagement auch dafür Sorge, dass andere Frauen den Mut fanden, mit ihren traumatischen Erfahrungen an die Öffentlichkeit zu gehen. So etwa die türkischen Zwillinge Ayse Auth und Hatice Nizam, die gegen ihren Willen verheiratet worden waren. Eine heftige Debatte über Zwangsheirat und die gescheiterte Integration der Türken in Deutschland entfachte schließlich die deutschtürkische Sozialwissenschaftlerin und Islamkritikerin Necla Kelek mit ihrem Buch „Die fremde Braut", das nach seiner Veröffentlichung im Jahr 2005 ebenfalls lange auf den Bestsellerlisten stand.

Necla Kelek, Waris Dirie oder dem unermüdlichen Einsatz der Journalistin und Sozialarbeiterin Güner Yasemin Balai, deren drittes Buch „Aliyahs Flucht oder Die gefährliche Reise in ein neues Leben" im Herbst 2014 erschienen ist, haben wir zu verdanken, dass auch jene jungen, islamischen Frauen eine Stimme erhalten, die sich gegen alle Widerstände hinweg das Recht auf ihre persönliche Entfaltung herausnehmen. Längst geht die Öffentlichkeit mit der Problematik sensibler um. Es wurden breit angelegte Informationskampagnen gestartet. Es existieren Beratungsstellen und Zufluchtsstätten, wohin sich betroffene Frauen in ihrer Not wenden können. Seit 2003 begehen wir zudem jeweils am 25. November alljährlich den „Internationalen Tag gegen Gewalt", den die Vereinten Nationen unter dem Motto „Frei leben – Nein zu Gewalt an Frauen" ausgerufen haben, um weltweit Zeichen zu setzen. Auch meine Heimatstadt Delmenhorst beteiligt sich dankenswerterweise alljährlich in größerem Stil an diesem wichtigen Aktionstag.

Zwangsehen sind übrigens ein globales Phänomen, das sich keiner bestimmten Kultur oder Religionsgemeinschaft zuordnen lässt. Sie kommen sowohl in muslimischen oder hinduistischen wie auch in christlich geprägten Ländern vor. In Deutschland sind nur deshalb so viele Türkinnen davon betroffen, weil sie die größte Gruppe der Migrantinnen stellen. Genaue Zahlen über das Ausmaß der menschenverachtenden Praxis sind nicht bekannt. Die Dunkelziffer dürfte erschreckend hoch sein. In einer Studie aus dem Jahr 2011 nennt das Bundesfamilienministerium die Zahl von 3.443 Personen, die sich im Jahr 2008 an einschlägige Beratungsstellen gewandt haben. Bei 40 Prozent von ihnen war die Zwangsehe bereits vollzogen; 60 Prozent der Frauen befürchteten ihre Verheiratung in Kürze.

Per Gesetz sind Zwangsheiraten in der Türkei verboten. Allerdings finden die Gesetze, die in Ankara gemacht werden, nicht in allen Gegenden Beachtung. Vor allem dann, wenn Mädchen auf die „schiefe Bahn" abzurutschen drohen und die Ehre der Familie dadurch ge-

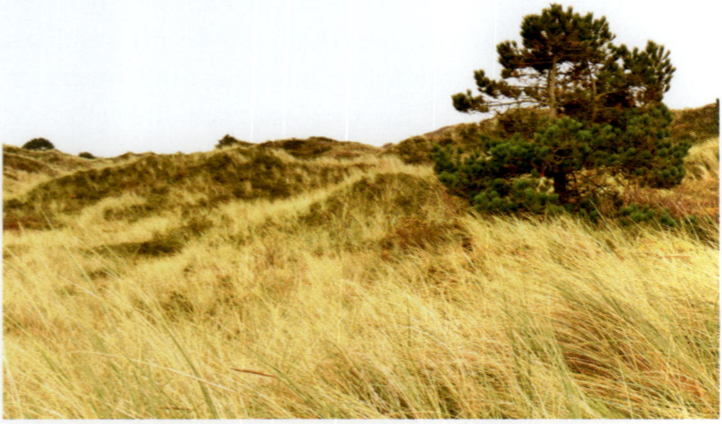

fährdet scheint, wird eine Heirat als Disziplinierungsmaßnahme eingesetzt. Nach langem Ringen ist die Zwangsverheiratung in Deutschland inzwischen ein eigener Straftatbestand mit besseren Opferschutzrechten geworden. Im Februar 2010 wurde außerdem ein Gesetz zur Bekämpfung von Zwangsheirat verabschiedet. Aber die Wirklichkeit ist natürlich viel komplizierter als es das Gesetzbuch ahnen lässt. Für die betroffenen Mädchen und Frauen erweist sich eine Zwangsverheiratung immer als ein nahezu unlösbarer Konflikt im Spannungsfeld von Autonomie und Abhängigkeit. Wer sich dagegen zur Wehr setzt, einen Fremden heiraten zu müssen, der riskiert, innerhalb der Familie isoliert, womöglich sogar ausgestoßen oder gar umgebracht zu werden. Das bedeutet für die Mädchen immer einen Teufelskreis der Angst.

Ich befürchte, dass uns solche Konflikte auch zukünftig beschäftigen werden. Der Freiheitsdrang jener jungen Frauen, die im Westen aufwachsen, entwickelt sich stärker, als sich die traditionellen Vorstellungen ihrer Eltern von Sittsamkeit und Ehre abschleifen. Das gilt insbesondere für Einwandererfamilien, die aus ländlichen Gebieten der Türkei nach Deutschland gekommen sind und Ehrvorstellungen teilen, nach denen die Frau „Eigentum" des Mannes ist. Die Jungfräulichkeit wird hier als ein so hoher Wert angesehen, dass Mädchen möglichst früh verheiratet werden, um so gewährleisten zu können, dass sie tatsächlich jungfräulich in die Ehe gehen. Voreheliche Kontakte zwischen Mädchen und Jungen, oder gar vorehelicher Geschlechtsverkehr, sind für solche Familien eine wahre Katastrophe.

„Was, hast du rumgehurt!?", wie oft wurde mir dieser Vorwurf entgegengehalten, wenn ich nach Hause kam. Ich gab damals jungen Türkinnen Nachhilfe in Deutsch und jobbte zudem seit meinem 16. Geburtstag aushilfsweise in einer Modeboutique. Obwohl mich mein Vater nach der Schule sehr viel lieber unter Mutters Kontrolle in unserer Wohnung gesehen hätte, hatte er dem zugestimmt, da ich einen großen Teil meiner Entlohnung zu Hause abgab. Sein Lokal war zwar ein beliebter Treffpunkt für türkische Männer geworden und immer rappelvoll, aber der Verzehr der dort konsumierten Getränke stand in keinem Verhältnis zum Umsatz. Gäste waren bei Hasan nämlich auch dann herzlich willkommen, wenn sie nichts konsumierten oder kein Geld hatten, um ihren Tee zu bezahlen – das Getränk, das dort vornehmlich ausgeschenkt wurde. „Wer an deine Tür klopft, den hat dir Allah geschickt. Teile mit ihm alles, was du besitzt" Wie alle Türken lebte auch unser Vater nach diesem Grundsatz. Gastfreundschaft war ihm ein besonders hohes Gut.

Mein eigenes Geld verhalf mir zu mehr Unabhängigkeit und Eigenständigkeit – und es stärkte meine Position innerhalb der Clique. Ich konnte mithalten, wenn es um einen Kinobesuch oder um eine Fahrt nach Oldenburg oder Bremen ging. Schwieriger gestalteten sich unsere Vorhaben am Abend, weil ich mich dann aus dem Haus schleichen musste. Mein Vater war abends zwar fast immer in seinem Lokal, aber meine Mutter wachte mit Argusaugen über die drei Töchter. So lange jedenfalls bis sie unser Küken Filiz ins Bett gebracht hatte und dann selbst schlafen ging. Mein großes Glück war damals, dass sie sich früh bettete und noch dazu einen ausgesprochen festen Schlaf hatte. Wohl war mir trotzdem nie dabei, wenn ich ausbüxte. Meine Eltern zu hintergehen, war meine Sache nicht. Viel lieber wäre mir gewesen, sie hätten Verständnis für meine Situation aufgebracht. Ich wollte die türkische und die deutsche Kultur leben. In beiden fühlte ich mich zu Hause. Mit meiner Freundin Gabi habe ich in dieser Zeit oft über meine inneren Konflikte gesprochen. Die Freiheiten, die ich mir hinter dem Rücken meiner erz-konservativen Eltern nahm, machten mich einerseits glücklich, andererseits aber auch kreuzunglücklich. Das war ein Spagat, der sich immer schwerer aushalten ließ.

Neben meiner Schwester Nurhayat und Gabi gab mir in jener Phase, in der sich aus einem pubertierenden Mädchen eine junge Frau entwickelte, Tom Halt. Ich hatte ihn in der Boutique kennengelernt, wo ich gelegentlich jobbte. Da er mir sehr sympathisch war, machte ich ihn mit meiner Clique bekannt, die ihn mit offenen Armen willkommen hieß. Bald war er aus unserer Runde nicht mehr wegzudenken. Tom war anders als die anderen Jungen. Nicht so burschikos und hemdsärmelig. Der Macho, den türkische Jungen und Männer gerne herauskehren, war ihm völlig fremd. Er brüstete sich auch nicht damit, was er mit Mädchen schon so alles gemacht hatte, was ein Dauerthema unter den Jungen in der Clique war. Vielmehr hielt er sich immer dann besonders auffällig zurück, wenn sich die anderen in die Brust warfen, um mit ihren sexuellen Erfahrungen zu prahlen. Mir waren derartige Unterhaltungen immer peinlich. Besonders unwohl fühlte ich mich in meiner Haut, wenn Gabi, von der ich wusste, dass sie ihre Jungfernschaft verloren hatte, sich lautstark in die Gespräche der Jungen einmischte. Während meine Freundin meinte, die versammelte Runde über die sexuellen Bedürfnisse und Vorlieben von Frauen aufklären zu müssen, saß ich mit hochrotem Kopf da. In türkischen Familien verliert man über solche Themen nicht ein Sterbenswörtchen!

Ich fühlte mich zu Tom hingezogen. Immer öfter suchten wir Gelegenheiten, uns der Clique zu entziehen, um alleine sein zu können. Natürlich frotzelten die anderen, uns war das aber egal. Wir hatten viel gemeinsam und uns jede Menge zu erzählen. Eine richtige Backfischliebe – mit den Schmetterlingen im Bauch, die laut meiner Mutter so schnell vergehen. In großer Sorge war Onkel Hasan, dem ich bei meinem letzten Besuch in Siverek von meiner Teenager-Schwärmerei erzählt hatte. Er hatte Angst um meine Ehre, für die er nach unserer Tradition – neben Vater und meinen beiden Brüdern – verantwortlich zeichnete. Und zum anderen hatte er arge Befürchtungen, dass mir mein Vater auf die Schliche kommen könnte. In unseren Telefonaten nahm er mich regelmäßig zur Brust: „Du weißt genau, Güler, was dir bevorsteht, wenn dein Vater spitz kriegt, dass du einen Freund hast!“ Natürlich wusste ich sehr genau, was mir dann bevorstand.

Die türkische Redewendung „Eine Frau braucht ein Kind im Bauch und einen Knüppel im Rücken“ hatte ich längst verinnerlicht. Sollte Vater von meinem Umgang mit einem jungen Deutschen erfahren, würden mir Züchtigungen blühen, wie ich sie zuvor noch nicht erfahren hatte, und mir im schlimmsten Fall eine Abschiebung in die Türkei bevorstehen, wo man mich gegen meinen Willen mit einem Wildfremden vermählen würde. Obschon mir damals durchaus bewusst war, dass Onkel Hasan nur mein Bestes wollte, gab ich mich störrisch: „Mehmet und Mustafa haben sich ihre Partnerinnen auch nicht von unserem Vater vorschreiben lassen. Warum habe ich das Recht nicht, mich nach meinen Wünschen und Fähigkeiten zu entfalten und meinen Partner frei zu wählen?"

Kurz darauf kam Vater tatsächlich dahinter, dass sich seine 16-jährige Tochter regelmäßig mit einem 17-jährigen Deutschen traf. Onkel Hasans schlimmste Befürchtungen bewahrheiteten sich. Vater schlug mich grün und blau und ordnete dann ein striktes Hausverbot für mich an. Über einen Landsmann wurde ein Attest für die Schule und die Inhaberin der Boutique organisiert, in der ich jobbte. Ich sei schwer erkrankt. Mutter oblag es, mich nicht aus den Augen zu lassen, wenn Hasan außer Haus war. Es war die Hölle für mich. Aus einem goldenen Käfig, in den mich meine Eltern aus Liebe und Traditionsbewusstsein hatten zwängen wollen, war ein Gefängnis geworden. Mit Gitterstäben an den Fenstern und von hohen Mauern umgeben. Die einzige Perspektive, die ich damals vor mir sah, war die, dass mich meine Familie nach Südostanatolien verfrachten würde, um mich dort mit einem mir unbekannten Mann zu verheiraten.

Ich floh bei der nächstbesten Gelegenheit aus dem Haus. Obwohl ich befürchtete, meinen Bruder anzutreffen, suchte ich bei Sandra Zuflucht, die inzwischen mit Mustafa zusammenlebte. Vater hatte sich darüber verschiedentlich despektierlich geäußert, dass die Beiden in wilder Ehe leben würden. Zwar hatte Mustafa Sandra mehrfach gebeten, auch kraft Gesetz seine Frau zu werden. Doch Sandra wollte nicht. Sie war eine selbstbewusste Frau mit einem starken eigenen Willen. Ich hielt sie für sehr emanzipiert. Eine Ehe, so argumentierte Sandra, sei nicht mehr zeitgemäß. Und noch ein anderer Aspekt sprach in ihren Augen gegen eine Hochzeit mit meinem Bruder. Obwohl der Islam im Prinzip vorsieht, dass Muslime Frauen aus einer anderen, sogenannten „Buchreligion" heiraten können, hätte Mustafa es gerne gesehen, wenn Sandra konvertiert wäre. Für Frauen gilt die liberale Haltung übrigens nicht. Will eine Muslimin zum Beispiel einen Christen in einer islamischen Zeremonie heiraten, so ist dies im Normalfall nur dann möglich, wenn der Mann vorher zum Islam übertritt. Dieser Regelung liegt wiederum zugrunde, dass man im Islam davon ausgeht, dass der Ehemann als Oberhaupt der Familie die Religion bestimmt und damit auch für die religiöse Unterweisung der Kinder verantwortlich ist. Was im Umkehrschluss heißt, dass eine Erziehung im islamischen Glauben durch einen christlichen Vater undenkbar ist.

Als ich bei ihrer gemeinsamen Wohnung angekommen war, öffnete mir Sandra die Tür. Das Entsetzen stand ihr deutlich ins Gesicht geschrieben. Was ich in den vergangenen Wochen durchlitten hatte, war mir äußerlich anzusehen: Mein Körper war mit Blutergüssen übersät und mein linkes Auge dick angeschwollen. Sandra nahm mich in den Arm: „Hier kannst du nicht bleiben,

Güler. Mustafa ist ein starker Mann. Aber ist er auch stark genug, um sich eurer Tradition und den Geboten eures Vaters zu widersetzen? Er befürchtet, seine Ehre zu verlieren, wenn deine in Gefahr ist.“ Sandra überlegte kurz, ob sie mich einem Frauenhaus in Wilhelmshaven unterbringen solle, verwarf den Gedanken aber sofort wieder, weil sie diese Erfahrung einer 16-Jährigen nicht auch noch zumuten wollte. Schließlich brachte sie mich bei ihrer Großmutter Puck unter. Einer eleganten Erscheinung mit schlohweißen Haaren, die in früheren Jahren eine ausgemachte Schönheit gewesen sein musste. Sie war Anfang 1945 gemeinsam mit ihrer Mutter und zwei jüngeren Geschwistern aus dem zerstörten Berlin vor den herannahenden Russen geflohen und in Delmenhorst sesshaft geworden, wo sie später einen Apotheker geheiratet hatte, der vor einigen Jahren verstorben war. Sie freute sich über meine Gesellschaft und kümmerte sich rührend um mich.

Mein Onkel Hasan hatte derweil die Rolle des Vermittlers zwischen mir und meinem Elternhaus eingenommen. Vater erklärte sich nach langen Gesprächen schließlich bereit, mich ohne weitere Sanktionen wieder zu Hause aufzunehmen, so ich versprechen würde, von Tom und meinem lockeren Lebensstil abzulassen. Mutter holte mich bei Puck ab. Trotz aller Beteuerungen, dass mir kein körperliches Leid mehr zugefügt würde, fürchtete ich Vaters Jähzorn. Mutter versicherte mir, dass Hasan mir zwar nicht verziehen habe, ich aber nichts zu befürchten hätte, so ich mich zukünftig wie ein anständiges türkisches Mädchen verhalten würde. Wieder im Elternhaus angekommen, hielt mich strikt daran. Meine Angst vor Vaters Zorn war inzwischen übermächtig geworden. Unsere Wohnung verließ ich lediglich, um die Schule zu besuchen. Von der Clique und Tom hielt ich mich fern. In der Schule tauschte ich mich lediglich mit Gabi aus, die sich große Sorgen um meinen Verbleib gemacht hatte. Wie es sich für eine junge Türkin gehört, kümmerte ich mich zu Hause um meine damals zehnjährige Schwester Filiz, ging Mutter bei den Hausarbeiten zur Hand, bisweilen durfte ich sie zum nahegelegenen türkischen Supermarkt begleiten. Abgesehen von den Stunden in der Schule und innerfamiliären Kontakten lebte ich vollkommen isoliert. Ich fühlte mich, als hätte man mir die Flügel gebrochen.

Über Gabi nahm Tom heimlich Verbindung zu mir auf. Wir schrieben uns glühende Liebesbriefe, die unsere gemeinsame Vertraute überbrachte. Plötzlich waren die Hummeln im Bauch wieder stärker als meine Vernunft und Vaters Gebote. Wir verabredeten uns nach der Schule. Als ich nach unserem ersten Rendezvous nach fast einjähriger Abstinenz reichlich verspätet zu Hause ankam, traf ich dort wider Erwarten Vater an. Eigentlich hatte ich ihn in seiner Teestube vermutet. Er stand mit hochrotem Kopf in der Türe, Toms Briefe in der Hand. „Du Hure!“ Dann schlug er erbarmungslos zu.

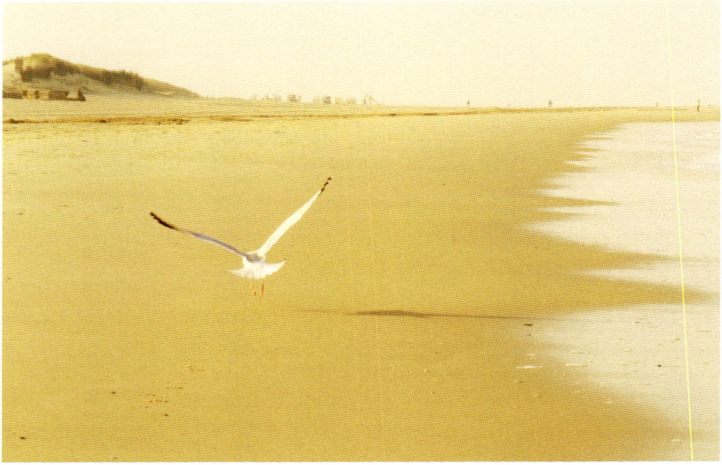

Sich Veränderungen zu verwehren, hieße dem Leben einen Abschiedskuss zu geben

Noch in der gleichen Nacht verließ ich mein Elternhaus. Ich wollte frei sein und mein Leben nach meinen Vorstellungen verwirklichen. Mir war klar geworden, dass Vater keine Kompromisse mehr machen würde, und nicht mehr viel dafür fehlte, dass er mich in die Türkei abschieben würde. Sandra wollte ich nicht abermals zur Last fallen, zumal Mustafa wenig Verständnis für mein Verhalten aufgebracht hätte. Und bei Gabi wäre ich sofort aufgeflogen, weil meine Eltern über unsere innige Freundschaft Bescheid wussten. Ich packte das Nötigste zusammen und machte mich nach 22.30 Uhr leise aus dem Haus. Vater war in der Teestube, Mutter schlief um diese Zeit wie gewohnt fest. Ich eilte zum Bahnhof, um den letzten Regionalexpress nach Oldenburg zu erwischen. Von früheren Spritztouren mit der Clique wusste ich, dass um 23.36 Uhr von dort noch eine letzte durchgängige Nordwestbahn nach Wilhelmshaven abging. 15 Minuten nach Mitternacht kam ich mit blauen Flecken und Schwellungen übersät erschöpft in der Kreisstadt am Jadebusen an. Da ich mich kaum noch auf den Beinen halten konnte und nicht wusste, wohin ich mich in meiner üblen Verfassung hätte wenden können, ersuchte ich bei der Bahnhofsmission Hilfe. Dort erlitt ich einen Nervenzusammenbruch.

Am nächsten Morgen fand ich mich im Frauen- und Kinderschutzhaus in Wilhelmshaven wieder. Das Haus bietet Frauen mit oder ohne Kinder zu jeder Tages- und Nachtzeit unabhängig von Einkommen, Nationalität und Religion anonym und unbürokratisch Schutz vor seelischer, körperlicher und sexueller Gewalt. Hierher hatte mich mein Wunsch nach einem selbstbestimmten Leben in der deutschen und der türkischen Kultur also gebracht. An jenen Ort, den Sandra mir vor einem guten Jahr noch hatte ersparen wollen. Obwohl die Frauen in Wilhelmshaven nach Möglichkeit ein eigenes Zimmer erhalten, teilte ich mir mit einem zwei Jahre jüngeren Mädchen aus einer jesidischen Familie ein Zimmer, da das Haus bei meiner Ankunft überfüllt war. In den ersten Tagen suchte die 16-jährige Yusra, die hochschwanger war, immer wieder ein Gespräch mit mir. Da ich unter Schock stand, schwieg ich anfangs beharrlich. Trotz therapeutischer und sozialpädagogischer Unterstützung brauchte ich lange, bis es mir gelingen sollte, die traumatischen Erlebnisse halbwegs zu verarbeiten. Bisweilen frage ich mich noch heute, woher ich damals die Kraft genommen habe, um in jener Nacht aus dem Elternhaus zu fliehen und den Weg nach Wilhelmshaven zu finden.

Aus Sicherheitsgründen wurde mir geraten, meinen Taufnamen Güler nicht mehr zu verwenden. Ich erinnerte mich an den Spitznamen, den mir meine ehemalige Clique verpasst hatte, und nannte mich fortan Jacqueline. Trotz aller Vorkehrungen zum Schutz meiner Person hatte ich in den ersten Wochen große Angst, dass mich Vater ausfindig machen könnte. Mit meiner

Flucht hatte ich die Ehre unserer Familie verletzt und zudem seinen guten Ruf in der türkischen Gemeinde beschädigt. Sicherlich wäre es ihm ein Leichtes gewesen, die eingeschworene Männergemeinschaft, die sich regelmäßig in seiner Teestube einfand, zu mobilisieren, auf dass sie mich aufspüren sollte. Die Nächte verbrachte ich in der ungewohnten Umgebung im Frauenhaus anfangs meist schlaflos. Erst nach und nach fühlte ich mich sicherer und meine Ängste wurden weniger. Auch die Zweifel, ob mein Schritt richtig gewesen war, legten sich. Viele Gespräche im Haus waren nötig, um mein Selbstbewusstsein wieder aufzubauen. Gemeinsam mit den Mitarbeiterinnen wurde überlegt, wie mein Leben nun weiter gehen könne. Sie stärkten mir den Rücken und sorgten mit viel Empathie und Geduld dafür, dass ich allmählich wieder Mut fand und eine neue Lebensperspektive entwickelte. Ihnen und meinen Mitbewohnerinnen im Frauenhaus bin ich bis heute dankbar.

Schätzungsweise 45.000 Frauen suchen alljährlich in einem der 350 existierenden Häuser Schutz. Und immer sind es Frauen, die jahrelang Erfahrungen mit dramatischer Gewalt gemacht haben. Obwohl deutsche Frauen ebenfalls Opfer werden, sind Migrantinnen überproportional betroffen. In die Frauenhäuser, die sich in Norddeutschland befinden, fliehen wiederum überdurchschnittlich viele Frauen aus jesidischen Familien, einer religiösen Minderheit unter den Kurden. Die meisten von ihnen versuchen so, einer Zwangsheirat zu entgehen. Wie auch meine Zimmergenossen Yusra, die als 14-Jährige ihren älteren Cousin heiraten musste, der mit seinen Eltern und Geschwistern in Oldenburg lebte. Sie folgte ihm aus der Türkei nach Deutschland, wo ihr Mann sie völlig abschottete. Schon früh kam es zu Gewalttätigkeiten, darunter Vergewaltigungen, auch Angriffe mit einem Messer. Völlig verzweifelt versuchte Yusra, sich mittels einer Überdosis Schlafmittel das Leben zu nehmen. Nach ihrem Suizidversuch kam sie in eine Klinik, von dort ins Frauenhaus. Sie gab dann aber dem Druck der Familie nach und kehrte zu ihrem gewalttätigen Mann zurück. Obwohl sie inzwischen schwanger geworden war, ließ er von den Schlägen und Misshandlungen nicht ab. Aus Angst, ihr Kind dabei zu verlieren, war Yusra wenige Tage vor meiner Ankunft abermals ins Frauenhaus nach Wilhelmshaven geflüchtet.

Es gab einige unter uns Frauen, die den Versuch unternommen hatten, aus dem Leben zu scheiden. Mehrheitlich waren es Frauen mit Migrationshintergrund, darunter überproportional viele Türkinnen. Meine damaligen Erfahrungen im Frauenhaus bestätigen inzwischen neuere Studien, die besagen, dass Mädchen und junge Frauen mit türkischem Migrationshintergrund in Deutschland fast fünfmal so häufig einen Suizidversuch begehen wie gleichaltrige Frauen, die aus einer deutschen Familie stammen. Die Türkinnen leiden darunter, zwischen zwei Kulturen zu stehen, und halten dem Konflikt zwischen den traditionellen Rollenerwartungen ihrer Familie einerseits und den modernen Lebensformen in Deutschland anderseits nicht stand. Nicht wenige versuchen so, eine Zwangsverheiratung abzuwenden.

Der Austausch mit Frauen, deren Erlebnisse meinen ähnelten, tat gut. Andererseits stellte das Zusammenleben vieler Frauen aus unterschiedlichen Kulturen und Lebensweisen sowohl die Mitarbeiterinnen wie auch die Bewohnerinnen vor große Herausforderungen. Da ein Teil lediglich über geringe beziehungsweise über gar keine Kenntnisse der deutschen Sprache verfügte, hatten wir auch mit Verständigungsproblemen zu kämpfen, die teilweise kulturell bedingt waren. Es kam zu Meinungsverschiedenheiten, die die Betreuerinnen vielfach nur unter Zuhilfenahme einer Dolmetscherin schlichten konnten. Trotz aller Unterschiede waren wir dennoch eine eingeschworene Truppe, die auch viel Spaß miteinander hatte. Wir sahen zusammen fern, kochten gemeinsam und vergnügten uns mit den Kindern. Es wurde geweint, gelacht und viel erzählt. Wenn es das Wetter zuließ, saßen wir in dem großen Garten zusammen, der zum Frauenhaus gehört. An vielen Nachmittagen erzählten wir uns unsere jeweiligen Geschichten. Egal welcher Nationalität, welches Alter, welcher Religionszugehörigkeit oder welchen Standes – die Schicksale glichen sich. Unvorstellbar, was Männer Frauen antun können: Faustschläge ins Gesicht, gebrochene Rippen, wochenlange Isolationshaft oder Vergewaltigungen und Morddrohungen. Das, was mir die malträtierten Frauen damals erzählt haben, bereitete mir lange Zeit die allerschlimmsten Alpträume.

Etwa das Martyrium der Marokkanerin Latifa, die sich nach schweren Misshandlungen nicht anders zu helfen wusste, als sich in ihrer Todesangst aus dem Fenster vier Meter in die Tiefe zu stürzen. Sie verletzte sich dabei schwer und schleppte sich aber trotzdem die Straße entlang, wo erst nach geraumer Zeit ein Autofahrer anhielt und sie ins Krankenhaus brachte. Ebenso unvergesslich ist mir die Geschichte der jungen Iranerin Maryam, die von ihrem Mann so brutal gefoltert und verstümmelt wurde, dass die Ärzte ihr Leben nur aufgrund mehrerer Operationen retten konnten. Oder das Schicksal der Deutschen Ute, die nach jahrelangen körperlichen und seelischen Misshandlungen mit ihrer dreijährigen Tochter und ihrem einjährigen Sohn im Frauenhaus Zuflucht gesucht hatte. Aus Sorge, dass die beiden Kinder ihren Vater verlieren, war sie so lange bei ihrem gewalttätigen Mann geblieben, bis er anfing, auch die Kinder zu schlagen.

Die Schule besuchte ich weiterhin. Ich schloss sie mit einem sehr guten Abitur ab. Nach einem knappen Jahr war ich körperlich und psychisch wieder so stabil, dass ich den geschützten Raum verlassen konnte, den mir das Frauenhaus in Wilhelmshaven geboten hatte. Ich wusste, dass mir die Türen nicht verschlossen bleiben würden, so ich hier abermals um Hilfe nachsuchte. Die Mitarbeiterinnen im Haus hatten mir eine kleine Wohnung in Bant besorgt, die unter der Obhut des SOS-Hilfeverbundes Wilhelmshaven-Friesland stand. Betreut wurden die dortigen Bewohner damals von Reiner, einem Diplom-Sozialpädagogen, zu dem ich bis heute herzlichen Kontakt halte. Außerdem war mir eine Beraterin beim Arbeitsamt vermittelt worden, die mir bei meiner Jobsuche behilflich sein sollte. Wie andere Frauen, die mittelos in Frauenhäusern unterkom-

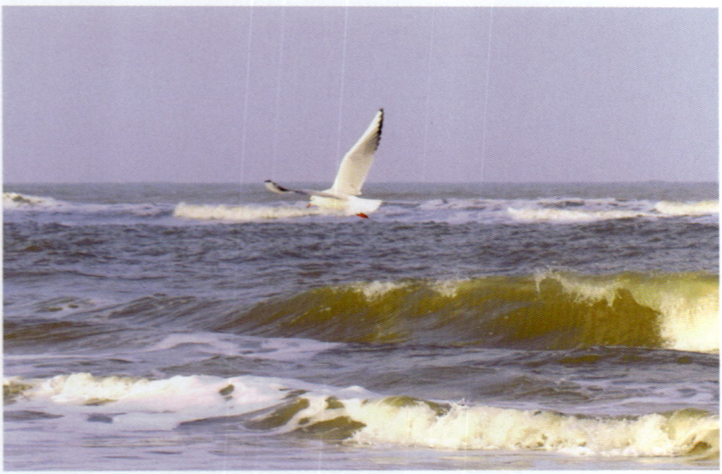

men, lebte ich damals von der Stütze. So schnell als möglich wollte ich wieder mein eigenes Geld verdienen. Allerdings hatte ich die Rechnung nicht mit der wirtschaftlichen Situation in Wilhelmshaven gemacht, die damals bereits schlecht war. Seit 1985 ging die Zahl der Beschäftigten zurück, 1989 lag die Arbeitslosenquote bei über 15 %. Noch schlimmer wurde es 1992, als der Schreibmaschinen-Hersteller Olympia, der neben der Bundeswehr und dem Tiefwasserhafen zu den größten Arbeitgebern der Kreisstadt zählte, für immer seine Werkstore schloss.

Die prekäre wirtschaftliche Lage spiegelte insbesondere der Stadtteil Bant zwischen Innenstadt und Hafen wieder, wo meine bescheidene Unterkunft lag. Aus dem einstigen Arbeiterviertel mit seinen überwiegend in der Gründerzeit des 19. Jahrhunderts erbauten Werfthäusern war ein Armenviertel geworden. Arbeitslosigkeit und damit einhergehender sozialer Abstieg bestimmten die Atmosphäre in diesem Quartier, das damals als Problembezirk verschiedentlich in der „Wilhelmshavener Zeitung“ Schlagzeilen machte. Trotzdem fühlte ich mich in meiner kleinen Bleibe unter dem Dach eines Mehrfamilienhauses wohl, die ich mit meinen spärlichen finanziellen Mitteln einigermaßen wohnlich gemacht hatte. Große Sorgen bereitete mir der Umstand, dass ich keinen Job fand. Wenn überhaupt eine Antwort kam – erhielt ich auf meine zahllosen Bewerbungen Absagen. Und jedes Mal, wenn ich meine Vermittlerin auf dem Arbeitsamt aufsuchte, entließ sie mich mit den Worten, dass momentan keine passende Stelle für mich frei wäre, ich möge mich in 14 Tagen wieder bei ihr melden. Nach einer gewissen Zeit verhalf sie mir immerhin zu einem Bewerbungstraining, das mir ein wenig Auftrieb gab.

Im Anschluss daran wurde ich tatsächlich zu einem Bewerbergespräch eingeladen. Ich durfte mich in einem kleinen, mittelständischen Betrieb vorstellen, der eine Aushilfe für den Bürobereich suchte. Meine Freude war unbändig! Endlich ein Hoffnungsschimmer nach so vielen Absagen in den vergangenen Wochen, in denen ich immer verzweifelter und deprimierter geworden war. Obwohl dem Personalverantwortlichen aufgrund meiner Unterlagen und Schulzeugnisse eigentlich hätte bewusst sein müssen, dass ich türkische Wurzeln habe, fiel ihm bei meinem Eintritt in sein Büro geradezu die Kinnlade runter. „Wir stellen keine Ausländer ein!", herrschte er mich barsch an, um mich danach wie Luft zu behandeln. Eingeschüchtert verließ ich den Raum. Nicht viel anders erging es mir bei meinem zweiten Vorstellungstermin. Gesucht wurde eine Aushilfskraft für einen Drogeriemarkt, die in den frühen Morgenstunden die Regale mit neuen Waren bestücken sollte. Die Leiterin der Filiale lächelte mir bei der Begrüßung zwar freundlich zu. Nachdem ich ihr gegenüber an einem kleinen Tischchen Platz genommen hatte, eröffnete sie mir allerdings recht schnippisch, dass sie keine Frauen mit Migrationshintergrund einstellen würde, da sie denkbar schlechte Erfahrungen mit ihnen gemacht habe. Ohne weitere Erklärung forderte sie mich zum Gehen auf. Als sie mich zur Tür begleitete, ließ sie mich noch wissen: „Die Türkinnen. Die sind die Schlimmsten!"

Obwohl sich mein Betreuer Reiner vom Hilfeverbund Wilhelmshaven-Friesland in einigen Beratungsgesprächen alle Mühe gab, mir den Rücken zu stärken, wurde meine Verzweiflung immer größer. Da ich in Wilhelmshaven außer losen Kontakten zu einigen Mitbewohnern in unserem runtergekommenen Haus niemanden kannte, mit dem ich hätte reden oder etwas unternehmen können, vergrub ich mich in meiner Einzimmer-Wohnung. Hier hing ich meinen trübsinnigen Gedanken nach. Es fiel mir immer schwerer, dem Tag eine Struktur zu geben. Manchmal nahm ich das kleine Röllchen mit den Schlaftabletten zur Hand, dass mir meine Zimmergenossin Yusra bei meinem Auszug aus dem Frauenhaus mit auf den Weg gegeben hatte: „Für den Notfall, Güler, falls du überhaupt keinen Ausweg mehr siehst. Eine allerletzte Rettung vor Qualen, die du nicht aushältst."

Wer mich näher kennt, der weiß, dass ich nicht der Typ bin, der resigniert. Ich bin eine Kämpfernatur, die geübt darin ist, sich durchzuboxen. Auch in meiner damaligen Situation versuchte ich, mir immer wieder selbst Mut zuzusprechen. Ich hielt mir vor Augen, dass ich für meinen unbedingten Willen, ein selbstbestimmtes Leben zu führen, bereits viel erreicht hatte. Dass ich die Kraft aufgebracht hatte, vor meinem jähzornigen Vater zu fliehen. Dass ich mich im Frauenhaus behauptet und ein Abitur in der Tasche hatte. Doch die Gedanken daran, was ich in meinen jungen Jahren schon alles auf die Beine gestellt hatte, fruchteten ebenso wenig wie meine geliebten Affirmationen, die meiner Seele in anderen Situation immer Nahrung gegeben haben.

Die niederschmetternden Erfahrungen bei der Jobsuche und der offensichtliche Fremdenhass, der mir dabei begegnet war, zermürbten mich auf die Dauer. Mein Lebensmut und meine Lebensfreude wurden Tag für Tag weniger. In diesen dunklen Stunden, in denen ich oftmals haltlos weinte, kam mir der Gedanke an eine Selbsttötung immer öfter.

Meinen 18. Geburtstag, der im September 1989 anstand, beging ich in denkbar schlechter Verfassung. Das Fass zum Überlaufen brachten zwei weitere Ereignisse an diesem Tag. Im Briefkasten befand sich abermals ein abschlägiger Bescheid auf eine meiner zahlreichen Bewerbungen. Und vor dem Supermarkt um die Ecke, wo ich mir die Zutaten für ein bescheidenes Geburtstagsessen besorgen wollte, ging mich ein Halbstarker aggressiv an: „Ausländerhure! Scher dich zurück in deine Heimat zu den anderen Kanaken!" Panisch geworden flüchtete ich mich in die kleine, gelbe Telefonzelle auf dem Platz vor dem Supermarkt. Lange Zeit starrte ich den dunklen Zifferblock an. Dann warf ich einige Münzen ein, nahm den Hörer und wählte – wie in Trance – die Nummer meines Elternhauses. „Lass bitte Mama rangehen", flehte ich innerlich.

Nach vielen Klingelzeichen wurde mein Stoßgebet tatsächlich erhört. „Güler?", fragte eine leise Stimme. „Ja, Mama, ich bin es!" Ich hörte, wie meine Mutter tief einatmete. Dann schwieg sie eine Weile, die mir unendlich lange vorkam, um mich mit noch leiserer Stimme zu fragen: „Mein Kind, geht es dir gut?" „Ja", log ich, „es geht mir gut. Ich habe die Schule mit einem sehr guten Abitur abgeschlossen, in Wilhelmshaven eine kleine Wohnung bezogen und bin auf Arbeitssuche. Und ich bin zuversichtlich, bald etwas Passendes zu finden. Hat mir Vater verziehen?" „Nein", gab mir Mutter unter Weinen zu verstehen, „er hat mir dir gebrochen. Du bist seine Tochter nicht mehr. Aber denke daran, Güler, deine Geschwister und ich sind immer für dich da." „Wie geht es Euch?" wollte ich wissen. Mutter ließ ein herzzerreißendes Schluchzen hören: „Vor wenigen Tagen ist mein Bruder, dein geliebter Onkel Hasan gestorben …" Kaum hatte sie diese Worte ausgesprochen, war die Leitung tot. Mein Münzgeld war aufgebraucht.

Völlig aufgelöst flüchtete ich in meine Bleibe. Im Treppenhaus schlich ich mich an der Wohnung der türkischstämmigen Familie Elmas vorbei. Da ich ihren drei Kindern gelegentlich bei den Hausaufgaben half, hatte sich ein loser Kontakt zu ihnen entwickelt. Verschiedentlich hatte sie mich auch eingeladen, mich am Nachmittag zum Tee zu ihnen zu gesellen oder an einem sonntäglichen Picknick teilzunehmen. Was ich aus Scham über meine prekäre finanzielle Situation stets dankend abgelehnt hatte. Unter keinen Umständen wollte ich jetzt einem Mitglied dieser herzlichen Familie begegnen. Und schon gar nicht ihrer 12-jährigen Tochter Akanay, die mich an meine kleine, geliebte Schwester Filiz erinnerte, die damals im gleichen Alter wie Akanay war.

In meiner Dachwohnung angekommen, brach ich ein hysterisches Weinen los. Zwar tröstete mich das Wissen, dass mir meine Mutter und meine Geschwister die

Stange hielten. Die Gedanken aber, dass Onkel Hasan nicht mehr unter uns weilte und mein Vater komplett mit mir gebrochen hatte, die brachten mich im wahrsten Sinne des Wortes um. Auf dem Küchentisch lachte mich Yusras Abschiedsgeschenk an, das kleine Röllchen, mein Notnagel, falls ich keine Qualen mehr ertrug. Ich nahm es in die Hand. Binnen Sekunden stand mein Entschluss fest: Ich wollte nicht mehr kämpfen! Ich wollte nicht mehr leben! Die Tabletten löste ich in einem Glas Wasser auf. Dann nahm ich die bitter schmeckende Flüssigkeit Schluck für Schluck. Ich erinnere mich noch genau daran, dass ich mich auf den Plastikstuhl am Küchentisch gekauert und meinen Kopf in meinen Armen vergraben habe, die auf der Tischplatte lagen. Meine Armbanduhr, Vaters Geschenk zu meinem 10. Geburtstag, tickte leise. Als mein Puls zu rasen begann und die ersten Krämpfe einsetzen, packte mich die Panik: Ich will nicht sterben! Ich will weiterkämpfen! Ich schleppte mich zur Wohnungstüre und mit den letzten Kräften die Treppe hinab zu Familie Elmas, wo Akanay geistesgegenwärtig umgehend einen Krankenwagen rief. In der Notfallaufnahme wurde mein Magen ausgepumpt. Und so wurde an meinem 18. Geburtstag zwar mein Körper gerettet, aber längst nicht meine Seele.

Die Ärzte im städtischen Krankenhaus diagnostizierten eine Depression und da sie mich weiterhin für suizidgefährdet hielten, beließen sie mich zunächst auf der geschlossenen Abteilung. Täglich konsultierte mich ein Psychiater, ein älterer, graumelierter, freundlicher Herr, zu dem ich relativ schnell Vertrauen fassen konnte. Ich berichtete ihm von meinem Spagat zwischen zwei Kulturen, dass ich meiner Identität darüber verlustig gegangen wäre und mich heimatlos fühlen würde. Dass ich keinen Platz mehr auf Erden hätte. Weder in meinem türkischen Elternhaus, noch bei den Deutschen, die mir in den letzten Monaten oftmals so feindselig begegnet waren. Obwohl mir seine bisweilen recht betuliche Art gelegentlich gehörig gegen den Strich ging, taten mir die täglichen Gespräche mit ihm gut. Einmal meinte der Psychiater zu mir: „Wissen Sie was, Güler, Sie kämpfen sich wieder hoch. Sie sind eine starke Frau. Ich bin mir gewiss, ab sofort geht es bei Ihnen nur noch bergauf."

Familie Elmas kümmerte sich in dieser Zeit rührend um mich. Obwohl in deutschen Krankenhäusern im Unterschied zur Türkei keine Notwendigkeit besteht, dass sich Angehörige oder Freunde um die Pflege und Versorgung der Patienten kümmern, besuchte mich Frau Elmas täglich. Sie brachte mir Helva mit, jene Süßigkeit, die auch unsere Mutter an Festtagen zubereitet hat, und sprach mir Mut zu. Ihr vertraute ich mich in langen Gesprächen ebenfalls an. Eines Tages überraschte sie mich mit einer Postkarte, auf der ein Sinnspruch zu lesen stand: „Aus manchen Steinen, die dir im Weg stehen, lassen sich neue Treppen bauen." Unweigerlich musste ich an die Worte des Psychiaters denken: „Ab sofort geht es nur noch aufwärts, Güler." Dazu war ich fest entschlossen. Schließlich war ich volljährig geworden und eine starke, junge Frau!

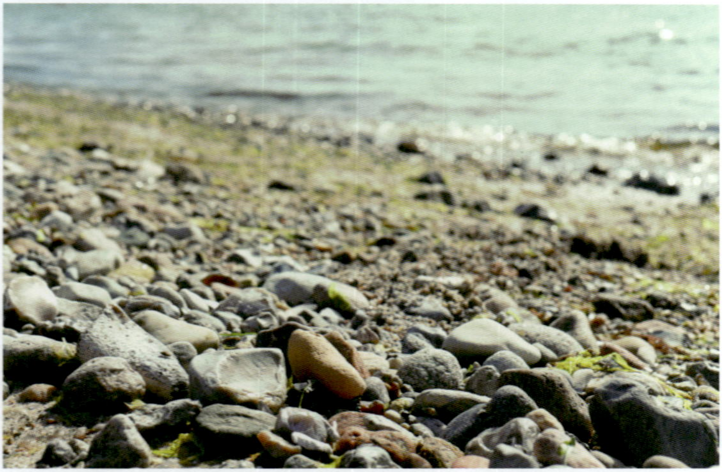

Verbringe die Zeit nicht mit der Suche nach Hindernissen. Manchmal sind gar keine da

Nach meinem Krankenhausaufenthalt bereiteten mir Elmas einen herzlichen Empfang. Da die Familie in der türkischen Gemeinschaft gut vernetzt war, hatten sie noch dazu dafür Sorge tragen können, dass ich endlich zu einem eignen Einkommen kam. Früh morgens jobbte ich in einer türkischen Bäckerei, abends in einem Supermarkt und am Nachmittag gab ich Nachhilfe. Vom ersten Geld, das ich erübrigen konnte, bezog ich eine neue Wohnung, dann schaffte ich mir einen Anschluss und ein Telefon an. Da Hasan einen Großteil seiner Zeit in der Teestube verbrachte, tauschte ich mich fortan regelmäßig mit meiner Mutter und meiner jüngsten Schwester Filiz aus, die sich mit ihren nunmehr zwölf Jahren zu einer Teenagerin mit eigenem Kopf gemausert hatte. Bisweilen verriet mir Mutter, die ihr Herz normalerweise nicht auf der Zunge trägt, dass sie sich um ihre jüngste Tochter große Sorgen machte. „Den Freiheitsdrang, Güler, den hat sie offenbar von dir. Leider eifert sie deinem Ehrgeiz nicht nach. Filiz' schulische Leistungen lassen in der letzten Zeit rapide nach. Und ihr Umgang, der gefällt mir gar nicht. Sie verkehrt mit Leuten, die keinen guten Einfluss auf sie haben." Ich schlug Mutters Besorgnisse in den Wind und beruhigte mich damit, dass Pubertierende gerne einmal übers Ziel hinausschießen. – Das legt sich wieder, dachte ich bei mir.

Nurhayat meldete sich telefonisch ebenfalls. Sie berichtete mir, dass Tom lange unter meinem plötzlichen Verschwinden gelitten habe, inzwischen aber frisch verbändelt sei. Die Nachricht traf mich zwar ins Herz, andererseits war mir damals aber sehr wohl bewusst, dass wir nach den entsetzlichen Ereignissen kaum noch eine Chance gehabt hätten, unbeschwert miteinander umzugehen. Mit Gabi, die inzwischen in Berlin Jura studierte, führte ich lange Frauengespräche. Sie hatte sich heftig in einen Kommilitonen höheren Semesters verliebt und meinte es – im Unterschied zu unserer gemeinsamen Zeit in der Clique – mit ihm ernst. Mir erschien allerdings, dass er weniger ernste Absichten hatte als meine gute Freundin.

Meine Vermittlerin auf dem Arbeitsamt genehmigte mir eine Fortbildung im Bereich Finanzdienstleistungen. Fortan ging es mit mir bergauf – und zwar in rasanten Schritten! 1990 fing ich bei der AWD Holding an, einer Finanzvertriebsgesellschaft, die 1988 von Bert Rürup und Carsten Maschmeyer gegründet worden war. Damals hatte das Unternehmen, das heute unter dem Namen Swiss Life Select firmiert, noch einen guten Namen. Später geriet es durch allerlei Klagen von Anlegern, die sich geprellt fühlten, und durch Korruptionsvorwürfe gegen Carsten Maschmeyer in Verruf. 1990 heuerte die AWD Holding allerdings noch im großen Stil Handelsvertreter auf Provisionsbasis an, um ihre Produkte in den Bereichen Kapitalanlage, Versicherungen und Altersvorsorge in privaten Haushalten an den Mann zu bringen. Eine junge Türkin, die ihre Muttersprache ebenso perfekt beherrschte wie das Deutsche, kam dem Konzern bei seinen damaligen Expansionsplänen äußerst gelegen.

Meinen Fähigkeiten entsprechend machte ich rasch Karriere. Ich stieg zur Geschäftsstellenleiterin auf und verdiente alsbald relativ gutes Geld, sodass ich mir ein finanzielles Notpolster ansparen konnte. Bei einem betriebsinternen Seminar, das uns Handelsvertreter mit neuen Finanzprodukten vertraut machen sollte, hatte ich Helge kennengelernt, der mich äußerlich entfernt an Tom erinnerte. Obschon er einige Jahre älter war und ich mich in seiner Gegenwart wie ein kleines, unbedarftes Mädchen fühlte, zog mich seine selbstbewusste Art an. Er war ein stattlicher Mann mit einnehmenden Wesen, der sich darauf verstand, Frauen, egal welchen Alters, um den Finger zu wickeln. Bald machte er mir Avancen, biss dabei aber auf Granit. Meine Erfahrungen mit einem brutalen Vater und die Schicksale jener Frauen, die Opfer häuslicher Gewalt geworden waren, hatten sich tief in meine Seele eingebrannt. Obschon ich mir bisweilen vor Augen hielt, dass solche Exzesse, wie sie meine Mitbewohnerinnen im Frauenhaus erlebt hatten, nicht die Normalität sind, bekam ich mein Misstrauen gegenüber Männern nicht in Griff. Meine eigenen Erfahrungen verfolgten mich ebenso wie die schrecklichen Geschichten der misshandelten Frauen. Lange Zeit witterte in dieser Hinsicht Gefahren, selbst dort, wo ich wirklich nichts zu befürchten hatte.

Helge schien zu spüren, dass ich verstört auf seine Versuche reagierte, mit mir anzubändeln. Er insistierte nicht mehr. Bedrängte mich nicht mehr, mit ihm auszugehen. Stattdessen rief er mich Abend für Abend in meiner kleinen Jade-Wohnung an, um sich nach meinem Wohlergehen zu erkundigen. Dann quatschten wir stundenlang. Allmählich fasste ich so viel Vertrauen zu ihm, sodass ich mich auf eine Verabredung einließ. Ein Espresso im „Snoopy"; mehr gestand ich ihm freilich nicht zu. „Keine Sorge, Jacky", lachte er am Telefon, „ich fresse dich bestimmt nicht. Und das, obwohl ich dich zum Fressen gerne habe."

Dass ich keine Beziehung mit ihm eingehen wollte, focht ihn nicht mehr an. Er respektierte meine Haltung. Und nachdem ich ihm unter Tränen von meinen Gewalterfahrungen berichtet hatte, tolerierte er meine Einstellung sogar. Helge und ich wurden beste Freunde – Freunde fürs Leben bis heute. Wir unternahmen viel gemeinsam, führten noch mehr Gespräche miteinander und zerbrachen uns dabei vielfach den Kopf, wie wir beruflich durchstarten könnten. Beide waren wir ehrgeizig und beide hatten wir Großes im Leben vor. Bei „Mario", meinem Lieblingsitaliener, erging sich Helge eines Abends bei Pasta und Chianti in einer langen Rede darüber, wie unsinnig es sei auf Provisionsbasis für die AWD Holding Geschäfte abzuwickeln. Wir sollten unsere Kräfte bündeln und uns mit einem Maklerbüro selbstständig machen. Ich fühlte mich geschmeichelt, weil ich Helge, der beruflich sehr viel erfahrener war als ich, von meinen Fähigkeiten und Leistungen hatte überzeugen können. Die Aussicht, dass wir gemeinsam ein Maklerbüro eröffnen würden, elektrisierte mich. Womöglich war das ja auch ein Weg, um das Herz meines Vaters zurückzugewinnen?!

Voller Enthusiasmus ging ich auf seine Pläne ein. Da es in Wilhelmshaven wirtschaftlich weiter bergab ging, entschieden wir uns, in das Dreiländereck zwischen Deutschland, Belgien und den Niederlanden zu ziehen. Die Wirtschaftsregion mit vielen internationalen Unternehmen und geballter wissenschaftlicher Kompetenz schien uns für unser Vorhaben ideal. Als Standort wählten wir Aachen, die westlichste Großstadt Deutschlands mit besonderem Flair. Während ich dafür plädierte, anfangs nur kleine Brötchen zu backen, beharrte Helge darauf, dass es in unserem Metier ausgesprochen wichtig sei, „etwas herzumachen". Das gelte vor allem für die Startphase. Auf einen Makler in elegantem Businesslook, der in einem teuren Wagen vorfuhr und über eine Büroadresse in einer angesagten Gegend verfügte, würden potenzielle Kunden eher bauen. Nicht aber auf einen, der in abgetragenen Klamotten und einem rostigen Gefährt daherkam. Obwohl ich bei meiner Klientel bislang die Erfahrung gemacht hatte, dass keine Statussymbole, sondern Know-How und Vertrauen beim Abschluss einer Police zählen, gab ich Helges Drängen, nicht zu kleckern, sondern zu klotzen, schließlich nach. Ich steckte sämtliche meiner Ersparnisse in unser Vorhaben, den Rest deckte ein Bankkredit ab.

Obschon es mir lieber gewesen wäre, zumindest unser privates Leben anfangs bescheidener zu halten, bezogen wir in Aachen eine Wohnung, die ebenfalls über unserem finanziellen Spielraum lag. Zu Repräsentationszwecken, wie mir Helge zu verstehen gab. „Kontakte, Güler, sind das A und das O in unserer Branche." Da

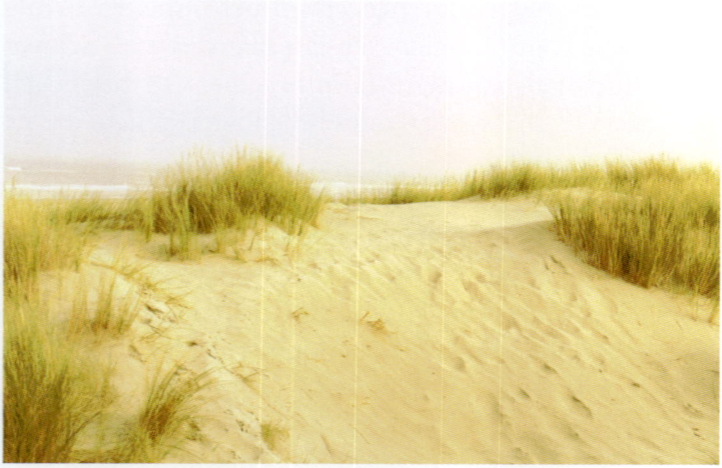

er gut vernetzt war, stellten sich alsbald die ersten Gäste in unserer geräumigen Wohngemeinschaft ein. Auf unsere Einladung folgten die ihren. Binnen kürzester Zeit hatte ich viele Kontakte zu Menschen geknüpft, die erfolgreich waren – sei es im Finanzbereich oder im Immobiliengeschäft. Und alsbald erfolgten auch die ersten Anfragen, ob ich mir nicht auch mit Immobilien Meriten verdienen wolle. Nach anfänglichen Überlegungen, ob das meine Welt war, sagte ich schließlich zu und erlernte das Geschäft von der Pike auf. Es dauerte nicht lange, bis ich meinen ersten persönlichen Erfolg verbuchen konnte, indem ich ein Haus, das als schwer verkäuflich galt, an den Mann brachte. Offensichtlich war das Geschäft mit Immobilien tatsächlich meine Welt!

Die Freundschaft mit Helge allerdings geriet in Schieflage. Heute frage ich mich bisweilen, ob er damals nicht meinen schnellen geschäftlichen Erfolgen zurechtgekommen ist. Während ich rund um die Uhr busy war, hatte er kaum zu tun. Wir sahen uns immer seltener. Wenn ich nach einem anstrengenden Tag spät am Abend in unsere gemeinsame Wohnung kam, war Helge meist nicht da. Verschiedentlich kam es auch wegen Bagatellen zu Streitigkeiten. Eines Abends eröffnete er mir, dass er sich in eine Frau aus dem nahegelegenen holländischen Kerkrade verliebt habe und zu ihr ziehen wolle. Da ich mich längst mit dem Gedanken trug, mein eigenes Ding zu machen, kamen mir Helges Pläne gelegen. Wir lösten Wohnung und Büro auf und ich kehrte nach Wilhelmshaven zurück, um dort meinen eingeschlagenen Berufsweg weiter zu verfolgen. Immobiliengeschäfte waren sehr viel eher mein Ding als abstrakte Finanzprodukte. Dass ich heute eine erfolgreiche Immobilienmaklerin bin, habe ich genau jener Leidenschaft zu danken, die mich im Dreiländereck gepackt hat. Immobilien waren damals meine persönliche Herausforderung – und sie sind es bis heute geblieben. Selbstverständlich habe ich mir mit den Jahren sehr viel mehr Know-How und Erfahrungen angeeignet. Aber der Enthusiasmus, den ich früh für dieses Geschäft empfunden habe, der ist der gleiche geblieben.

Dass ich binnen kürzester Zeit in Wilhelmshaven meine erste kleine Immobilienfirma auf die Beine stellte, rührte aus eben dieser Leidenschaft für den Beruf. Doch ohne Zutun meiner Mutter hätte ich meine hochtrabenden Pläne schwerlich so schnell realisieren können. Sie streckte einen Großteil des benötigten Kapitals vor. Telefonisch ließ sie mich wissen, dass sie die Summe auf mein Konto überwiesen habe, weil sie von meinem Erfolg fest überzeugt sei. Unter Freudentränen unterbreitete ich ihr den spontanen Vorschlag, am kommenden Wochenende nach Delmenhorst zu kommen. Mutter gluckste fröhlich: „Ja, mach' das Güler." Ich war fassungslos. Ich mochte kaum glauben, dass sie meine fixe Idee ab genickt hatte! Konnte es möglich werden, dass Vater seinen Frieden mit mir machen würde? Mutter schien meine Gedanken zu erraten: „Weißt du was, Güler, ich organisiere für kommenden Sonntag für die ganze Familie ein Picknick im Volkspark Briesnitz und du kommst als Überraschungsgast. Hasan wird sich freuen, dich zu sehen, auch wenn er sich das schwerlich anmerken lassen wird." Ich hörte meine Mutter leise lachen. Sie kannte ihren Mann allzu gut. Hasan war zwar ein Dickkopf, der zum Jähzorn neigte, in seinem Kern aber ein Gutmensch, dem die Familie über alles ging.

Meine Freude über das bevorstehende Wiedersehen mit jenen Menschen, die mir am nächsten standen, war ebenso groß wie meine Sorge, wie mein Vater auf mein Kommen reagieren würde. Ich hatte ihn bitter enttäuscht, indem ich ihn hintergangen und seine Gebote missachtet hatte. In seinen Augen hatte ich die Ehre der gesamten Familie verletzt. Würde er über seinen Schatten springen und mir die Hand reichen? Doch je näher das Picknick kam, desto stärker überwog meine Vorfreude. Tatsächlich hatte ich Hummeln im Bauch wie ehemals bei meinem Jugendschwarm Tom. Und dann jener unvergessliche Moment, als ich mich der verabredeten Stelle im Park näherte und aus der Ferne meiner geliebten Familie ansichtig wurde. Vater, am Grill beschäftigt, stand mit dem Rücken zu mir. Sandra, Nurhayat, meine Mutter und Filiz, die ich aus der Distanz kaum wiedererkannte, waren in anregende Gespräche vertieft. Mehmet spielte mit seiner Lebensgefährtin Tanja Federball. Da ich mir nicht mehr gewiss war, ob ich wirklich noch eine von ihnen war, hielt ich ängstlich Abstand. So lange jedenfalls bis mich Nurhayat ausmachte: „Güler, wie schön, dass du hier bist." Das Eis war gebrochen. Ich war wieder heim gekommen und wurde unter allseitigen Freudentränen herzlichst begrüßt.

Vater war freundlich, aber reserviert. Mutter behielt zwar ihre Contenance, dennoch war ihr deutlich anzumerken, wie nahe ihr unser Wiedersehen ging. Verstohlen wischte sie sich die eine und andere Träne aus den Augen. Nurhayat ließ ihr helles, fröhliches Lachen hören und Mehmet, mein großer Bruder, schloss mich immer wieder fest in seine starken Arme. Erstaunt war ich über meine kleine Schwester Filiz, die sich zu einem Mädchen mit ausgeprägtem Willen entwickelt hatte. Mit ihren damals 13 Jahren maß sie sich sogar an, beim Picknick unserem Vater verschiedentlich Paroli zu bieten. Das ließ er freilich nicht durchgehen. Etwaige Versuche, die seine väterliche Autorität hätten tangieren können, wusste er von jeher mit Entschiedenheit abzuwehren. Obschon er sichtlich bemüht war, das harmonische Familientreffen nicht zu trüben, wies er Filiz barsch zurecht. Als sie bei einem kleineren Disput trotzig auf ihrem Standpunkt beharrte, war ihm deutlich anzusehen, dass er seinen Zorn nur mit Mühe unterdrücken konnte. Mutters linke Augenbraue begann heftig zu zucken. Ein Alarmsignal, das mir wohl bekannt war. Der unkontrollierte Reflex stellt sich bei ihr immer dann ein, wenn ihre Nerven aufs äußerste gespannt sind, weil sie Schlimmes ahnt.

Je länger ich an jenem sonnigen Nachmittag im Stadtpark Filiz beobachtete, desto deutlicher wurde mir, wie ähnlich wir uns inzwischen doch geworden waren. Aus meiner jüngsten Schwester, die sich vor einigen Jahren noch brav den Anforderungen seitens unserer Eltern gefügt hatte, war eine kleine Rebellin geworden, die auf der eigenen Meinung und dem eigenen Willen bestand. Eine Kämpfernatur, die sich von einer noch so omnipotenten väterlichen Autorität nicht in die Schranken weisen ließ. Ich beobachtete sie mit Stolz, aber auch in der großen Sorge, dass ihr womöglich ein ähnliches Schicksal beschieden sein könnte wie mir. Und so wurde das Picknick mit meiner Familie für mich in mehrfacher Hinsicht zu einem Wendepunkt in meinem Leben. Ich hatte meine Liebsten wiedergefunden, das Startkapital für mein Immobiliengeschäft zusammen und den Entschluss gefasst, auf Filiz ein Auge zu haben. Notfalls würde ich ihr ein Zuhause bieten, wo sie die Freiräume bekam, die für eine gesunde Entwicklung notwendig waren.

Die folgenden Jahre arbeitete ich intensiv an meiner Karriere. Um mich fachlich und persönlich weiterzuentwickeln, investierte ich viel Zeit und Energie in Schulungen und Fachseminare. Wer als selbstständiger Unternehmer in der Immobilienbranche Fuß fassen will, sollte sich darüber im Klaren sein, dass es ein Geschäft ist, in dem mit harten Bandagen gekämpft wird. Die Konkurrenz ist groß. Da der Beruf keine spezielle Ausbildung oder Erfahrung voraussetzt, kann sich theoretische jeder, der sich einen Gewerbeschein leisten kann, Immobilienmakler nennen. Wer allerdings nur mit Hoffnungen und Träumen einsteigt, der hat sehr reale Chancen, in dem Haifischbecken gnadenlos aufgefressen zu werden.

Für den Beruf erforderlich sind nicht nur bautechnische, rechtliche und immobilienwirtschaftliche Kenntnisse. Auch Mehrsprachigkeit, Mobilität und interkulturelle Kompetenzen sind gefragt. Man muss den Umgang mit den unterschiedlichsten Menschen schätzen und für Überraschungen offen sein. Und nicht zuletzt braucht es den unbedingten Willen, sich den ständig wandelnden wirtschaftlichen Rahmenbedingungen immer wieder neu anzupassen und sich andauernd beharrlich Neuland zu erobern. Jede Immobilie ist ein Einzelstück, mit dem man sich jedes Mal neu befassen muss. Jeder Deal ist anders, hat neue Herausforderungen, neue Themenbereiche, man kann nie voraussagen, wie es laufen wird. Und genau das ist es, was diesen Job für mich so faszinierend, abwechslungsreich und lebendig macht.

Obwohl es nicht ungewöhnlich ist, dass Frauen Maklerinnen werden, hatte ich anfangs mit vielen Ressentiments zu kämpfen. Vielfach schien mir, dass sie weniger meinem Geschlecht als meiner türkischen Abstammung zuschulden waren. Viele Klischees haben sich in Deutschland verfestigt. Die Medien sind voll davon: Türken zwingen ihre Frauen unter hässliche Kopftücher und wenn sie nicht deutsche Straßen verunsichern, dann hauen sie Gutgläubige bei krummen Geschäften um die Ohren. In der Startphase fühlte ich mich bisweilen an die schreckliche Phase nach meinem Auszug aus dem Frauenhaus erinnert, als mir bei der Jobsuche Ausgrenzung, Intoleranz und Rassismus begegnet waren. Doch jeder Rückschlag stärkte mein Selbstbewusstsein und meinen Willen, mich als selbstständige Unternehmerin mit türkischen Wurzeln in der Immobilienbranche durchzuboxen. „Verbringe die

Zeit nicht mit der Suche nach Hindernissen. Manchmal sind gar keine da" – diesen Leitspruch hielt ich mir damals oft vor Augen.

Meine Energie wurde belohnt. Ich machte mir rasch einen guten Namen und meine kleine Firma begann so schnell zu wachsen, dass ich alsbald mit dem Gedanken spielte, absehbar Mitarbeiter einzustellen. Ich leistete mir eine größere Wohnung und ein neues Auto. So oft ich nur konnte, legte ich die knapp 90 Kilometer von Wilhelmshaven nach Delmenhorst zurück, um meine Familie zu besuchen. Bisweilen blieb ich über Nacht. Das Verhältnis zu meinem Vater gestaltete sich Jahr um Jahr harmonischer. Er schien auf meine beruflichen Erfolge stolz zu sein und allmählich sogar seinen Frieden mit mir zu schließen. Auch äußerlich hatte ich mich verändert. Ich bevorzugte elegante Businesskleidung im Stil der Jacqueline Onassis und trug meine lange, dunkle Mähne stets ordentlich hochgesteckt. Zu Hause nannte man mich weiterhin nach meinem Taufnamen Güler, unter Kollegen und Kunden hieß ich inzwischen nur noch Jacqueline.

Bei meinen Lieben in Delmenhorst konnte ich auftanken und neue Kräfte für berufliche Herausforderungen sammeln, die sich mir in Wilhelmshaven tagtäglich stellten. Getrübt wurden meine Besuche durch immer wieder kehrende Auseinandersetzungen zwischen Filiz und Vater. Eines Sonntagnachmittags nahm Mutter mich beiseite. Ihre Augenbraue flackerte verdächtig. „Ich bin in arger Sorge, Güler. Wenn sich die Konflikte zwischen den Beiden weiter zuspitzen, eskaliert die Lage. Wie du möchte auch Filiz die türkische und die deutsche Lebensart pflegen. Für euren Vater ist der Gedanke schwer erträglich, noch eine Tochter an eine andere Kultur zu verlieren." Ich nahm meine Mutter fest in meine Arme: „Abgesehen davon, dass man ein Kind nicht verliert, wenn es auch so leben möchte wie die Deutschen, sei unbesorgt. Ich werde mich um unsere kleine Rebellin kümmern." Ab diesem Tag stand mein Entschluss fest, Filiz zu mir nach Wilhelmshaven zu nehmen.

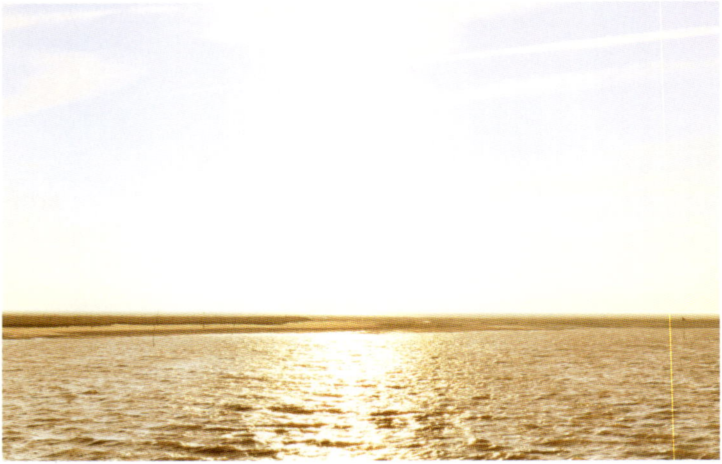

Liebe ist etwas Einzigartiges und dafür benötigt man Mut

Kurz nach ihrem 16. Geburtstag zog meine kleine Schwester bei mir ein. Unseren Eltern hatte ich den Vorschlag unterbreitet, dass sie in meiner Firma eine dreijährige Ausbildung zur Immobilienkauffrau machen sollte. Filiz, die bereits ein Praktikum bei mir absolviert und dabei ihre Eignung für den Job bewiesen hatte, stimmte dem freudig zu. Hasan und Saadet ließen ihre jüngste Tochter schweren Herzens ziehen. Jetzt waren alle Kinder aus dem Haus, womit sich insbesondere Mutter schwer tat. In meiner geräumigen Wohnung hatte ich mit viel Liebe ein Zimmer nach Filiz' Geschmack eingerichtet. Sie sollte es bei mir gut haben. Ich freute mich riesig auf unser Zusammenleben. Nachdem ich in den vergangenen Jahren ausnahmslos mit dem Auf- und Ausbau meiner Immobilienfirma beschäftigt gewesen war, wollte ich fortan etwas kürzer treten. Was heißt, nicht mehr nur arbeiten, sondern auch leben. Etwas von meiner Jugendzeit nachholen, die ich dran gegeben hatte, mir meine persönlichen Freiheiten zu erkämpfen.

Filiz fühlte sich bei mir sauwohl und mir tat ihre Anwesenheit ebenfalls rundum gut. Wieder einmal bewahrheitete sich der Sinnspruch „Freunde und Familie sind die wärmenden Sonnenstrahlen des Lebens." Vorbei waren die Abende, die ich vom Tagwerk abgekämpft alleine in meiner Wohnung verbracht hatte.

Nun wurde auf meinem geräumigen Ecksofa, das ich mir kurz vor ihrem Einzug geleistet hatte, bei Tee und Keksen gechillt. Kühlschrank und Speisekammer, die zu meiner Singlezeit meistens leer geblieben waren, weil ich nicht die notwendige Zeit aufgebracht hatte, um mich halbwegs vernünftig zu ernähren, erfüllten nach Filiz' Einzug wieder ihren Zweck. Abends kochten wir regelmäßig gemeinsam. Mit Vorliebe solche Hausmannskost, die uns bei Mutter Saadet besonders gut geschmeckt hatte. Bisweilen mussten wir freilich zum Telefonhörer greifen, auf dass sie uns bei der Zubereitung unserer Lieblingsspeisen aus der Kinderzeit fernmündlich zur Seite stand. Mutter gab sich dann immer belustigt: „Kinder kommt am Wochenende zum Mittagsessen nach Delmenhorst. Das scheint mir vernünftiger zu sein als unsere Versuche, gemeinsam via Telefon zu kochen."

In der Firma, die inzwischen florierte, war Filiz mir schnell eine unentbehrliche Hilfe. Alsbald konnte sie kleinere Projekte eigenverantwortlich übernehmen. Und so ließ sich mein Vorhaben, mir mehr Freizeit zu gönnen, von leichter Hand realisieren. Wir gingen ins Kino, besuchten Konzerte und das Theater am Meer und lernten so manche Inszenierung der Landesbühne Niedersachsen schätzen, die damals unter ihrem ehemaligen Intendanten Georg Immelmann eine Blütezeit erlebte. Bisweilen zogen wir auch um die Häuser. Erst ging es zu „Mario", unserem Lieblingsitaliener, der uns lecker Pasta servierte, anschließend ins „Snoopy", einem gemütlichen Bistro mit dem besten Espresso der Stadt. So stark, dass der Löffel drin steht! Den Abend ließen wir verschiedentlich in der angesagten Diskothek „Miami“ ausklingen, wo wir zu lauten Beats ausgelassen unserer Freude kundtaten, dass die beiden Bakir-Schwestern ein Dreamteam sind.

Mein Freundes- und Bekanntenkreis, der sich – von wenigen Personen abgesehen – in Wilhelmshaven bisher vornehmlich auf geschäftliche Kontakte beschränkt hatte, wuchs in dieser Zeit schnell. Mit vielen, die ich damals kennengelernt habe, verbindet mich bis heute eine innige Freundschaft. Anlässlich einer Veranstaltung meiner Hausbank lernte ich 1996 Enno Brader, einen Landwirt aus Jever kennen, der von seiner Frau und seinem damals zweijährigem Sohn getrennt lebte. Da er mir ausgesprochen sympathisch war, lud ich ihn spontan zur bevorstehenden Hochzeit meines Bruders Mustafa ein. Zu meiner Überraschung wich er auf dem fröhlichen Fest nicht von meiner Seite. Anfangs dachte ich noch, dass er die vielen unbekannten Leute scheute. Doch dann wurde mir schnell klar, dass er an mir Gefallen gefunden hatte. Wir unterhielten uns prächtig, dann tanzten wir wie auf Wolke Sieben Wange an Wange vor den Hochzeitsgästen, die uns erstaunt zusahen. Längst hatte es sich nämlich herumgesprochen, dass ich zum anderen Geschlecht Distanz hielt. Dass allerdings, was sie auf der Feier beobachten konnten, passte sogar nicht zum Bild einer Frau, die sich Männern gegenüber zurückhaltend gibt. Tatsächlich kam es zu späterer Stunde zu unserem ersten Kuss. Aus unerfindlichen Gründen war ich mir dabei gewiss, dass die Schmetterlinge im Bauch, die sich laut Saadet rasch wieder verziehen, bei Enno und mir bleiben würden.

Lebenslang. Und genauso ist es gekommen. Inzwischen sind wir seit 18 Jahren ein Paar. Wir haben Höhen und Tiefen durchlebt und Ehekrisen durchlitten. Auch wenn Enno es mir einige Male schwer gemacht hat, an unsere Liebe zu glauben, habe ich immer für unsere Ehe gekämpft. Selbst dann, als er mich mit einer anderen Frau hinterging.

So schnell der erste Kuss gekommen war, so rasend schnell entwickelte sich auch unsere Beziehung. Das große Kribbeln in der Magengegend trieb uns an. Viel zu schnell, sagte mir meine Vernunft bisweilen. Dann haderte ich mit mir: Waren Ennos Gefühle für mich ehrlich und konnte ich meinen trauen? Konnte eine Liebe auf den ersten Blick überhaupt einem zweiten oder gar dritten Blick standhalten? An wie vielen Abenden schüttelte ich damals meiner jüngeren Schwester mein Herz aus, das zwischen Bangen und Hoffen hin und her schwankte. Filiz, die seit der Hochzeitfeier unseres Bruders einen guten Draht zu Enno hatte, war begeistert. Und zwar sowohl von meinem Liebsten wie von meinem unerwarteten Glück. „Mensch, Güler, genieße diese wunderbare Zeit. Du hast sie dir mehr als verdient." Und Helge, dem auf der Feier ebenfalls nicht verborgen geblieben war, dass sich zwei Menschen Hals über Kopf in einander verliebt hatten, feixte sich am Telefon einen: „Na, Jacky, hat es dich endlich doch erwischt?!"

Nachdem meine Erfahrungen mit gewalttätigen Männern mir lange Zeit geheißen hatten, Abstand zum anderen Geschlecht zu halten, lehrte Enno mich, der 14

Jahre älter ist als ich, dass Misstrauen ein schlechter Wegbegleiter ist. „Vertrauen ist ein Zeichen von Stärke, Jacqueline", meinte er einmal zu mir, als ich unsere Liebe in Zweifel zog, die wie eine Lawine über uns gekommen war. Es brauchte eine Weile, bis ich mir ehrlich eingestehen konnte, dass ich in der Beziehung genau jene Geborgenheit fand, die ich seit meiner Flucht aus dem Elternhaus gesucht hatte. Es war mir, als hätte ich endlich wieder eine Heimat gefunden. Jenen Ort, den ich in den vergangenen Jahren so schmerzlich vermisst hatte. Enno ist kein Mann der Attitüde und der großen Worte, sondern eher einer, der seine Gefühle hinter dem Berg hält. Mich zog sein offener und ehrlicher, um nicht zu sagen sein bodenständiger Charakter an, der womöglich auch daher rührt, dass er Landwirt ist. Den Hof, den er damals in Jever mit viel Herzblut betrieb, hatte er 1982 von seinen Eltern übernommen.

Zwei Monate nach unserem Kennenlernen fasste ich mir ein Herz und stellte Enno meinen Eltern vor. Ich erhoffte mir Vaters Segen und da beide Männer die Liebe zur Natur und zur Landwirtschaft verbindet, war ich frohen Mutes. Ich wurde nicht enttäuscht! Da Vater inzwischen einigermaßen Deutsch sprach, hatten sich die Beiden viel zu erzählen. Mutters Augen glänzten beim Abschied. Sie schien sich jedenfalls gewiss zu sein, dass ein passender Schwiegersohn ins Haus gekommen war. Auf der gut einstündigen Rückfahrt von Delmenhorst nach Wilhelmshaven machte Enno in Varel halt, dem kleinen Städtchen zwischen Wald und Meer. Erst besuchten wir das dortige Museum für Kuriositäten und Seemannslegenden „Spijoök", dann lud er mich in eine urige Hafenkneipe ein, um mir dort ein selbst gebrautes Bier kredenzen zu lassen!

Obschon ich selten Alkohol trinke, begeisterte mich der karamell-malzige Geschmack des dunklen Trunkes, der sich im Mund leicht spritzig anfühlte. „Ein privat gebrautes Bier ist wie ein Gedicht“, schmunzelte Enno. Ich verstand nicht recht, bis er mir erklärte, dass er neben dem Hof gemeinsam mit einem Geschäftspartner namens Peter eine kleine Privatbrauerei betrieb. Aus seinen Augen sprach der Schalk: „In den 1970ern und 1980er sah es ganz danach aus, als würde sich die Bierwelt auf einen Einheitsgeschmack verständigen. Die Biermultis, die den Markt dominierten, setzten damals auf einen Geschmack, der bei möglichst vielen Konsumenten ankommen sollte. Die Folge war, dass das deutsche Nationalgetränk zunehmend zu einem Massengetränk ohne eigenen Charakter verkam. Dem wollten Peter und ich etwas Eigenes, Besonderes entgegensetzen. Hochwertige, lokale Biersorten mit unverkennbarem Geschmack. Zwar stehen wir noch am Anfang, bieten inzwischen aber bereits ein Pils, ein Weizen und ein dunkles Spezialbier an, die in Lokalen wie diesem hier ausgeschenkt werden.“ Dann nahm er meine Hand: „Genug vom Bier. Magst zu mir nach Jever ziehen, Jacqueline?“ Mein Herz stockte vor Freude. Die Aussicht mit meinem Liebsten ein Heim zu teilen, war zu verlockend. Doch obschon mir das süffige Bier leicht zu Kopf gestiegen war, bat ich mir eine Bedenkzeit aus. Einmal wieder sagte ich mir, es geht alles viel zu schnell zwischen uns.

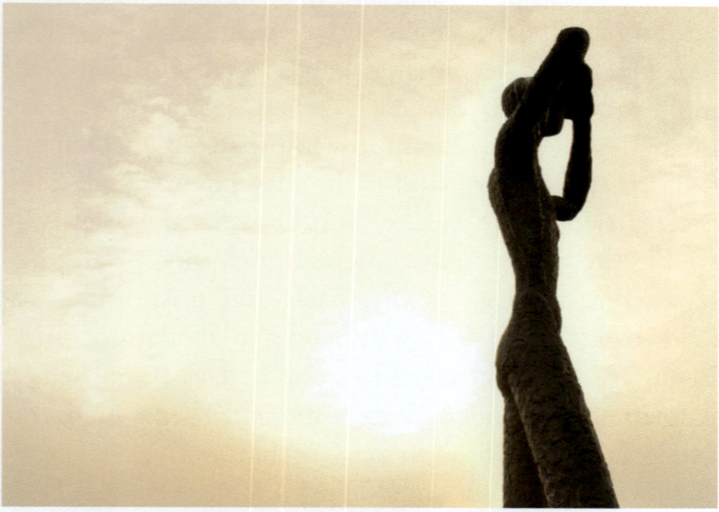

Wenige Wochen später zog ich bei Enno ein. Meine Wohnung überließ ich Filiz. Bis heute wohnen wir in dem kleinen friesischen Kreisstädtchen Jever, das nur 15 Kilometer entfernt von Wilhelmshaven liegt. Schnell fühlte ich mich unter den Einheimischen, den Jeveranern, wohl. Die Liebe beflügelte mich, sowohl privat als auch beruflich. Die Geschäfte liefen anhaltend besser. Die Objekte und Projekte wurden immer interessanter, die Klientel bunter und exklusiver. Ich hatte es geschafft, meiner Immobilienfirma in den vergangenen Jahren in Friesland einen guten Leumund zu verschaffen. Doch mit dem Erfolg kamen neue Probleme auf mich zu: Frauen, die nach „oben" gekommen sind, handeln sich Neid, Missgunst und persönliche Anfeindungen ein. Und es sind nicht ausschließlich Männer, die Karrierefrauen solche Gefühle spüren lassen. Oft sind es die Frauen selbst, die sich nicht gegenseitig unterstützen, sondern misstrauisch und missgünstig reagieren. Statt den Erfolg der anderen als Ansporn und Ermutigung zu betrachten, verbuchen sie ihn als einen Angriff auf das eigene Lebensmodell. Wenn man ehrgeizig ist und als Frau in der Geschäftswelt etwas erreichen will, dann muss man leider auch lernen, mit Neid und Missgunst umzugehen.

Ein gutes halbes Jahr nach meinem Einzug bemerkte ich bei Enno Sorgenfalten. Die Brauerei machte ihm Kummer. Der allgemeine Bierabsatz schrumpfte; das Nationalgetränk der Deutschen büßte zunehmend seinen einstigen Stellenwert ein. Die Älteren tranken immer weniger davon und die jüngere Generation bevorzugte Mischgetränke aus Schnaps und Limonade.

Auch die Marktmacht der großen Brauereien, die die Gewinnmargen mit Sonderangeboten und Kampfpreisen drückten, setzte der kleinen Privatbrauerei zu. Um sich behaupten zu können, waren Investitionen notwendig geworden. Nachdem die Bank eine in Aussicht gestellte Finanzierungszusage wieder zurückgezogen hatte, befand sich der Betrieb in einer wirtschaftlichen Schieflage. Rechnungen und Forderungen, die von Lieferanten, Energieversorgern und Banken aufgelaufen waren, konnten nicht bezahlt werden. Obwohl Enno und sein Geschäftspartner Peter alles dafür taten, um ihre Privatbrauerei aus der Krise zu führen, drohte die Bank schließlich sogar damit, die Brauanlage abzubauen. Am Ende blieb ihnen nur der Konkurs.

Bis zur Einführung der Insolvenzverordnung zum 1. Januar 1999 sprach man in Deutschland von Konkurs. Während man nach dem heutigen Recht bei einer Insolvenz alles dafür tut, die betroffene Firma nach Möglichkeit zu sanieren, bedeutete ein Konkurs bis Ende 1998 immer die Auflösung des Unternehmens. Es brach eine harte Zeit für uns an, die auch eine Bewährungsprobe für unsere Liebe war. Wie viele Beziehungen halten dem Druck nicht stand, wenn die Geschäfte des Partners ins Schlingern geraten sind! Lange wollte Enno nicht wahrhaben, dass er den Weg in den Konkurs gehen musste. Die Erfahrungen, dass ihn die Brauerei in die Pleite geritten hatte, trafen ihn ins Mark. Er fühlte sich als Versager. Ihn plagten Schuldgefühle und die Angst, den elterlichen Betrieb womöglich auch zu verlieren. Mein Angebot, eine Bürgschaft zu übernehmen, lehnte er ab. Und in Friesland machte die Nachricht, dass die Lebensgemeinschaft Bakir-Brader in eine finanzielle Notlage geraten war, schnell die Runde. Die Leute tuschelten hinter vorgehaltener Hand und meine Konkurrenz lachte sich in der Hoffnung ins Fäustchen, dass auch mein Immobiliengeschäft von der Pleite betroffen sein könnte.

Es gab viel Häme und noch mehr Gerüchte. Die Jeveraner schnitten uns. Enno, der sich eng mit dem Land und den Leuten in Jever verbunden fühlt, litt heftig unter der Ausgrenzung. Alles war mit dem Vorurteil behaftet, dass ein Konkurs lediglich solchen Menschen passieren kann, denen es schnuppe ist, dass sie anderen Leuten Geld schulden. In dieser schwierigen Phase fühlten wir uns beide oftmals hilflos und gedemütigt. Nur Schrittchen für Schrittchen sollte es uns gelingen, die krisenhaften Erfahrungen infolge des Konkurses wieder abzuschütteln. Nicht jeder, der versagt, ist auch ein Versager. Und schon gar nicht ist jener, der eine Pleite hingelegt hat, ein Halbkrimineller, der andere hintergangen und Geld an die Seite geschafft hat. Leider ist eine Insolvenz immer auch ein gesellschaftliches Stigma. Chancen auf einen unvoreingenommenen Neustart erhalten die wenigsten. Die Vorstellung, dass insolvente Unternehmer zuvor fahrlässig mit dem Kapital der Firma umgegangen sind, hält sich hartnäckig. Das mag in einigen Fällen sogar zutreffen, doch leider prägen diese Ausnahmen die öffentliche Meinung. Außerdem treffen Menschen, die insolvent waren, auf zusätzliche Hürden, wenn sie neu durchstarten möchten. Sie bekommen beispielsweise keinen Telefonvertrag oder erhalten von Banken kein Konto. Viele fühlen sich wie Menschen zweiter Klasse. Und auch nach der Insolvenz bleiben sie stigmatisiert, da der Eintrag bei der Schufa über die Erteilung der Restschuldbefreiung bis zu fünf Jahre bestehen bleibt.

Gegen die vielen Hürden und Vorurteile anzukämpfen, war für uns beide hart. Doch unsere Liebe ging gestärkt aus der Krise hervor. Im Frühjahr 1999 flogen wir auf die Kanaren. Für die Auszeit nach dem Konkurs hatten wir uns etwas Besonderes vorgenommen, nämlich eine Kombination aus Badeurlaub und Inselhopping. Dafür bieten sich die Inseln im Atlantik besonders an, weil jedes Eiland seine besonderen Reize hat. Manche sind vulkanischen Ursprungs, einige von Wüste überzogen, andere grün mit dichten Wäldern. Während sich Hunderte von Lichtern auf dem Wasser im imposanten Hafen von Las Palmas spiegelten, bezogen wir abends unsere kleine, aber gediegene Kabine an Bord der Fähre, die uns über Nacht nach Lanzarote bringen sollte. Von dort ging es weiter nach Teneriffa und Gomera, wo die erlebnisreichen Inseltouren per Schiff endeten. Wir flogen zurück nach Gran Canaria, um im Südwesten der Insel, im sonnenreichen Puerto Rico, unser Quartier in einem komfortablen Hotel zu beziehen. Dank seiner farbenprächtigen Unterwasserwelten hat sich der beliebte Ferienort auch zu einem Eldorado für Taucher entwickelt. Während ich mich mit Schnorcheln begnügte, ließ es sich Enno nicht nehmen, einen Schnupper-Tauchkurs zu belegen. Das außergewöhnlich klare Wasser und die vielfältigen Farben und Formen sowohl der Korallen wie der Fische begeisterten uns.

Schließlich unser letzter Abend in Puerto Rico. In einem kleinen, verschwiegenen Restaurant am Strand genossen wir herrliche Speisen aus der kanarischen Küche: Conejo en salmorejo (Kaninchen in Lorbeerbeize) und Baifito en adobo (Zicklein in Knoblauchsoße). Die riesige, untergehende, gelbe Sonne reflektierte sich auf dem Wasser und färbte alles in den in den herrlichsten Rottönen. Am Horizont ließ sich die Silhouette eines Dampfers ausmachen, aus der Ferne war leise Musik zu hören. Enno hob sein Glas: „Danke, Jacqueline, dass du da bist. Danke für die wundervolle Zeit mit dir." Als sich die Sonne anschickte, am Horizont zu verschwinden, hingen wir beide unseren Gedanken nach. Ich erinnere mich noch sehr gut daran, wie supermegaglücklich ich mich in diesem Moment gefühlt habe. Nach den vielen Anstrengungen in den vergangenen Jahren hatte ich mein Glück gefunden. Enno riss mich aus meinen Gedanken: „Sag mal, Jacqueline, warum heiraten wir eigentlich nicht endlich?" Ich weiß noch genau, dass ich bei seinen Worten innerlich lachen musste. Typisch Enno, dachte ich bei mir, große Worte sind seine Sache nicht. Dann allerdings bildete sich ein Kloß in meinem Hals, der mich von einer spontanen Antwort abhielt. Ich war gerührt. Schließlich hatte Enno mir diese Frage seit unserem Kennenlernen bereits drei Mal gestellt. Und jedes Mal war meine Antwort „nein" gewesen. Ich wollte mich nicht binden. Dafür war mein Freiheitsdrang einfach viel zu groß gewesen. Nachdem wir in den vergangenen drei Jahren allerdings allerlei Klippen gemeinsam gemeistert hatten, schreckte mich die Vorstellung, seine Frau zu werden, nun nicht mehr ab. Ich wollte mit ihm leben und – ich wollte Kinder von ihm bekommen. „Hey, Jacqueline“, unterbrach er meine Gedanken. „Hast du meine Frage überhaupt gehört?“ „Ja, Enno.“ „Du sagst endlich ja?!“ „Ja, Enno! Unter der Voraussetzung, dass wir am 9.9.1999 heiraten.“ Er lachte mich verschmitzt an: „Liebe ist etwas einzigartiges und dafür braucht man Mut.“ „Sehr viel Mut, Enno“, erwiderte ich ihm nicht minder schelmisch.

Nach dem Urlaub stürzten wir uns in die Hochzeitsvorbereitungen. Mutter Saadet, Filiz und meine ältere Schwester Nurhayat, die ihr Ingenieursstudium längst beendet hatte, waren mit Feuereifer dabei. Große Aufregung herrschte bei Nihal, die es sich nicht nehmen lassen wollte, für mich ein Brautkleid schneidern zu lassen. Wir hatten uns einige Jahre zuvor im „Snoopy“ kennengelernt und waren zwischenzeitlich unzertrennliche Freundinnen geworden. Wie von Zauberhand entstand unter ihrer Aufsicht ein Traum aus Tüll und Spitze. Mein Entzücken über das Kleid, dass ich bei meiner Eheschließung tragen sollte, war bei jeder Anprobe aufs Neue riesengroß. Bis heute bewahre ich die exklusive Robe, in der ich mich an meinem Hochzeitstag wie eine Königin gefühlt habe, im Schrank bei meinen festlichen Kleidern auf. Hin und wieder nehme ich das Brautkleid zur Hand. Dann denke ich an Nihals großzügige Geste anlässlich meiner Eheschließung und freue mich darüber, was für eine großartige Freundin ich in ihr gefunden habe.

Da ich mir eine Hochzeit nach der türkischen Tradition wünschte, diskutierten Enno und ich lange die Frage, ob er konvertieren und sich beschneiden lassen solle. Nach einigem Hin und Her entschieden wir uns dagegen und feierten am 9.9.1999 ein multikulturelles Fest bei meinen Eltern in Delmenhorst. Meine Freundin Nihal war meine Trauzeugin. Wie es bei uns Brauch ist, wurde Enno zunächst von einem Barbier rasiert, um mich dann in meinem Elternhaus abzuholen. Unter meinem Brautkleid trug ich einen Unterrock, „analık" genannt, den mir meine Mutter eigens für meinen großen Tag genäht hatte. Um meine Taille hatte mir mein Vater ein rotes Band, „Gayret Kemeri", gebunden, an dessen Ende ein kleiner Goldtaler hing, der nach unserer Tradition das letzte Taschengeld vom Brautvater symbolisiert. In einem festlich geschmückten Autokonvoi fuhren wir laut hupend erst zum Standesamt und dann zum Hochzeitssaal, wo wir ausgelassen bis in die frühen Morgenstunden feierten. – Für Enno und mich bewahrheitete sich an diesem Tag, dass die Hochzeit der schönste Tag im Leben zweier Menschen ist, die sich bedingungslos lieben.

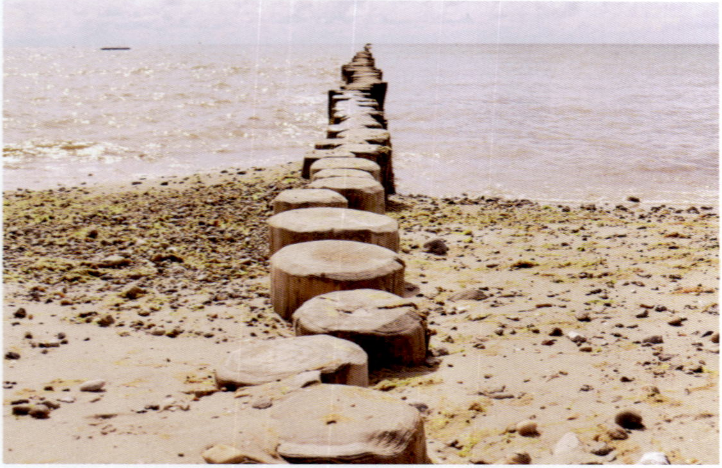

Seinen eigenen Weg zu gehen, bedeutet auch für seine Überzeugungen einzustehen

„Die Frau, die auf vielen Hochzeiten tanzt" – damit neckt Enno mich bisweilen. Ganz Unrecht hat er damit nicht. Obschon ich seit meinem 19. Lebensjahr geschäftlich stark eingebunden bin, sind mir ehrenamtliche Tätigkeiten und die Förderung sozialer Projekte immer eine besondere Herzenssache gewesen. Da ich mich mit dem Land, das mir zu einer zweiten Heimat geworden ist, stark verbunden fühle, setzte mich anfangs vornehmlich für lokale Projekte in Ostfriesland ein. Dass ich mich später stärker auf überregionale Aktivitäten konzentriert habe, hing auch mit meinen Erfahrungen mit den Verantwortlichen in der friesischen Wirtschaftsregion zusammen, die leider vielfach auch frustrierend gewesen sind.

Große Freude bereitet mir das Engagement für Radio Jade, ein nichtkommerzielles Bürgerradio. Es war aus dem Piratensender „Radio Überleben" hervorgegangen, der sich 1992 aus Kreisen der Belegschaft gebildet hatte, die von der bevorstehenden Schließung des Olympia-Werkes betroffen waren. Ein Jahr lang sendete „Radio Überleben" jeweils mittwochs für eine viertel bis halbe Stunde. So manches Mal musste eine Übertragung vorzeitig abgebrochen werden, weil die Gesetzeshüter dem illegalen Treiben der Radio-Macher auf die Spur gekommen waren. Nachdem das Niedersächsische Landesrundfunkgesetz im November 1993 in Kraft getreten war, war auch der Weg frei für den nichtkommerziellen Lokalfunk. Anfang 1995 wurde der Verein „Radio Jade Lokalrundfunk e.V." ins Leben gerufen, dem ich seit diesen Tagen als förderndes Mitglied angehöre. Zwei Jahre nach der Vereinsgründung ging unser Traum von einem lokalen Bürgerradio in Erfüllung und Radio Jade auf der UKW-Frequenz 87,8 MHz am 30. August 1997 auf Sendung. Vom einstigen Piratensender „Radio Überleben" war uns damals noch ein Mikrofon geblieben.

Obwohl die Anfänge im Wilhelmshavener Studio mehr als bescheiden waren, setzte sich der Rundfunksender mit seinen Programmangeboten ab 6.00 Uhr in der Frühe bei den Hörern in der Region schnell durch. Das Sendevolumen, das inzwischen auch in einem Studio in Jever bestritten wird, liegt derzeit bei circa 106 Wochenstunden. Davon fallen 73 Stunden auf den redaktionellen und 33 Stunden auf den offenen Sendebereich, wo Bürger nach dem Erwerb eines sogenannten Technikführerscheins ihre eigene Sendung produzieren können. Abends und am Wochenende gestalten vorrangig ehrenamtliche Mitarbeiter das Programm. Da Werbung und Sponsoring bei nichtkommerziellen Radiosendern nicht zulässig sind, finanziert sich der Sender aus Mitteln der Landesmedienanstalt Niedersachsens. Leider reichen die Gelder nicht hin, um den Sendebetrieb im gewünschten Umfang zu verwirklichen. Und da die Beiträge, die die Vereinsmitglieder aufbringen, nicht ausreichen, um die finanzielle

Lücke zu schließen, ist Radio Jade auf Spenden und ehrenamtliches Engagement angewiesen. Jahr um Jahr ist das immer wieder ein harter Kampf, das benötigte Kapital für den Sendebetrieb aufzutreiben.

Ich unterstütze Radio Jade nicht nur als förderndes Vereinsmitglied. Gelegentlich trage ich auch zum Programm bei, indem ich Sendungen mit bestreite, was mir außerordentlich viel Freude macht. Im Studio zu sitzen und live Rede und Antwort zu stehen, das ist immer wieder ein elektrisierendes Erlebnis, obschon es mir noch immer nicht gelungen ist, meine Nervosität im Vorfeld einer Sendung gänzlich in den Griff zu bekommen. Mein Engagement für unser Bürgerradio ist mir auch deshalb Ehrensache, weil ich Meinungsfreiheit und Meinungsvielfalt für zwei hehre Güter halte. Das ist längst nicht überall auf der Welt der Fall, dass man seine Ansichten offen vertreten kann. Leider auch nicht in der Türkei. Egal ob im privaten, beruflichen oder geschäftlichen Bereich – mir ist das besonders wichtig, dass man Klartext miteinander redet. Denn: „Seinen eigenen Weg zu gehen, bedeutet auch für seine Überzeugungen einzustehen."

Nicht überall habe ich mir mit meiner Haltung, mit meiner Meinung nicht hinter dem Berg zu halten, Freunde gemacht. Sicherlich wäre manches Vorhaben leichter über die Bühne gegangen, wenn ich es mir zur Gepflogenheit gemacht hätte, zumindest bei den Verhandlungen mit den Verantwortlichen in der Wirtschaftsregion hin und wieder ein Blatt vor den Mund zu nehmen. Etwa bei meinem Engagement für den

Jade-Weser-Port, für den ich mit jeder Faser meines Herzens gebrannt habe. Die Pläne für die Hafenanalage mit dem 130 ha großen Containerterminal, dank derer man sich für die strukturschwache Region neuen Aufschwung erhofft hatte, reichen bis ins Jahr 1993 zurück. Zwar wurde der Tiefseehafen, der zwei Jahrzehnte lang Niedersachsens größte Baustelle gewesen ist, im September 2012 tatsächlich feierlich eingeweiht, die großen Hoffnungen, die man mit dem „Leuchtturmprojekt" verbunden hatte, haben sich jedoch zerschlagen. 2,7 Millionen Container könnten jährlich im Jade-Weser-Port umgeschlagen werden. Vorgesehen waren für das erste Betriebsjahr immerhin 700.000, die in Wilhelmshaven verladen werden sollte. De facto waren es dann aber nur 76.265 Container. Viel ist bei dem Mammutbau schiefgelaufen, der eine Milliarde Euro verschlungen hat. Pannen, Terminverschiebungen, politische Streitereien und juristische Auseinandersetzungen haben das Prestigeprojekt der beiden Bundesländer Niedersachsen und Bremen begleitet. Und nicht zuletzt nahm die Umwelt beträchtlichen Schaden.

Eine Sehenswürdigkeit der Stadt ist das denkmalgeschützte Robert-Koch-Haus, das schräg gegenüber dem Theaterplatz liegt. Nach meiner Ankunft in Wilhelmshaven im Jahr 1988 führte mich mein Weg oft dorthin. Besonders angetan hatte es mir das Glockenspiel im Vordergiebel. Mechanische Hammer bringen dreimal täglich, und zwar jeweils um 8.00 Uhr, 12.00 Uhr und 18.00 Uhr, allerlei Volksweisen zum Klingen. Dass das Glockenspiel erst 1957 von einem privaten Stifter nachträglich angebracht worden war, wusste ich lange nicht. Ebenso wenig von der wechselhaften Historie des Gebäudes, die auch ein besonderes dunkles Kapitel der deutschen Geschichte aufmacht. In der Wilhelminischen Epoche (1888 – 1918) wurde das Haus als Amtssitz für die Preußische Polizeiverwaltung erbaut, die dort mit ihren beiden Abteilungen „Kriminalpolizei“ und „Politische Polizei“ im Jahr 1906 einzog. Unter dem Druck der innenpolitischen Unruhen baute man den Apparat und die Kompetenzen der politischen Abteilung in der Weimarer Republik stark aus, deren alleinige Aufgabe die Bekämpfung von Staatsfeinden war. Nach Hitlers Machtergreifung wurde daraus auf Veranlassung Hermann Görings im April 1933 die „Geheime Staatspolizei“, sprich die Gestapo. Ab 1936 leitete „SS-Reichsführer“ Heinrich Himmler die Organisation. Am 10. Februar 1936 wurde per Gesetz festgelegt, dass sich die Gestapo an keinerlei Gesetz halten muss. Was immer sie tat, um Oppositionelle auszuschalten oder die NS-Rassenpolitik durchzusetzen, alles war legal: Folter, Mord oder die Verschleppung in Konzentrationslager.

Wie überall wütete die Gestapo auch in Ostfriesland, das sich allerdings schon recht früh zu einer Hochburg für nationalsozialistisches und rassistisches Gedankengut entwickelt hatte. Bereits 1931 hatten Nationalsozialisten aus Aurich in der Vorweihnachtszeit dazu aufgerufen, jüdische Geschäfte zu boykottieren. Der Rassenhass kulminierte erstmals in der Nacht vom 9. auf den 10. November 1938, in der Reichspogromnacht, die den Übergang von der Diskriminierung zur systematischen Verfolgung der Juden markiert. Überall in Ostfriesland wurden jüdische Familien aus dem Schlaf gerissen, zusammengetrieben, misshandelt, ihr Eigentum demoliert und beschlagnahmt. Auf Weisung der Wilhelmshavener Gestapo wurden Juden aus der Stadt, dem Regierungsbezirk Aurich und dem Land Oldenburg deportiert. Die Synagoge in Wilhelmshaven, die 1915 Ecke Börsen-/Parkstraße erbaut worden war, wurde niedergebrannt. Heute erinnern in der Stadt zwei Mahnmale an das Unrecht, das auch von der Kommandozelle aus befehligt und durchgeführt worden war, die ihr Quartier im ehemaligen Sitz der Preußischen Polizei hatte. Im November 1980 wurde auf Initiative der evangelischen Kirchengemeinde am ehemaligen Standort der Synagoge ein Mahnmal errichtet. Der schwarze Granitblock trägt eine Bronzetafel mit der Inschrift: „Hier wurde das jüdische Gotteshaus am 9. November 1938 niedergebrannt.“ Und 2008 wurden am Synagogenplatz zwei Bronzestelen mit den Namen von 116 ermordeten jüdischen Mitbürgern aufgestellt.

Nach der Kapitulation bot das Haus zunächst den Alliierten Platz, nach Gründung der Bundesrepublik Deutschland zog das städtische Gesundheitsamt im Jahr 1950 dort ein. Erst in dieser Phase wurde das Gebäude nach dem berühmten Arzt und Bakteriologen Robert Koch (1843 – 1910) benannt, der kurzfristig in Wilhelmshaven gearbeitet hat. Zur Jahrtausendwende stand das stark sanierungsbedürftige Haus, aus dem das Gesundheitsamt 1998 ausgezogen war, zum Verkauf. Die Stadt, deren Kassen leer waren, suchte einen Investor, der den maroden Bau instand setzte und ein tragfähiges Nutzungskonzept dafür entwickelte und realisierte. Aufgrund meiner langjährigen Erfahrungen im Immobilienbereich und guten geschäftlichen Kontakte schien mir das machbar. Außerdem fühlte ich mich gegenüber der Stadt verpflichtet, die mir zu großem persönlichem Glück verholfen hatte. Im dortigen Frauenhaus hatte ich die Kraft wieder gefunden, um meinen eigenen, selbstbestimmten Weg zu gehen. Ich hatte in Wilhelmshaven geschäftlich Fuß gefasst und schlussendlich war mir hier auch mein Ehemann begegnet. All' das wollte ich der Stadt zurückgeben, indem ich mein Bestes für eine ihrer Sehenswürdigkeiten gab.

Es war ein harter Kampf, auch gegen viele Neider und Rivalen. Einige Male wollte ich sogar die Flinte ins Korn werfen. Doch mein Wille, dem Robert-Koch-Haus zu neuem Glanz zu verhelfen, war stärker als meine ängstlichen Befürchtungen, dass mir die vielen Intrigen und Ränkeleien auf Dauer das Rückgrat brechen könnten. Auch in dieser schwierigen Phase bewahrheitete sich einmal wieder in meinen Leben die Weisheit: „Wenn dein Herz anfängt zu springen, dann ist kein Weg mehr zu weit." Ich verhandelte mit Banken und arbeitete wie besessen an einem Nutzungskonzept. Meine Schwester Nurhayat, die Diplom-Ingenieurin, brachte tolle Ideen für die Sanierung ein und mein Bruder Mustafa, der Modedesign studiert hatte, machte allerlei Vorschläge für das Interieur. Die Verhandlungen mit der Stadt zogen sich in die Länge und – sie kosteten mich Nerven. Am Ende ließen sich die Verantwortlichen aber doch von meinen Plänen für die Finanzierung, Sanierung

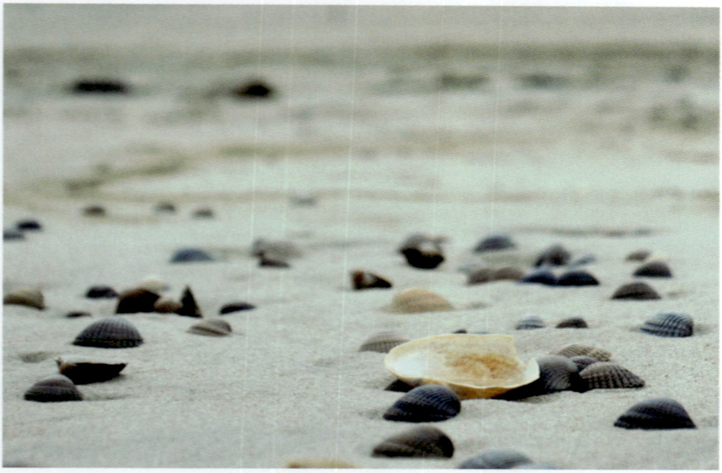

und Nutzung des Robert-Koch-Hauses als „Business Office Service Center“ überzeugen.

Das dreigeschossige Gebäude habe ich im Jahr 2000 erworben. Nach umfänglichen Sanierungen – einer Komplettsanierung im Jahr 2001 und aufwändigen Renovierungsarbeiten im Jahr 2011 – zeigt es sich heute in neuem Glanz. Die Linoleumböden aus der Zeit des Gesundheitsamtes, die beim Kauf noch jenen typischen Geruch nach Bohnerwachs ausströmten, sind edlen Granitfliesen gewichen. Die repräsentablen Räume in den beiden Obergeschossen, die sich als Büro oder Praxisflächen eignen, sind hochwertig gestaltet und komplett verkabelt. Im Untergeschoss wurde ein professionelles Office Center eingerichtet, von dem alle Mieter profitieren. Auch kurzfristige Büroanmietungen, eine virtuelle Geschäftsadresse oder die Anmietung von Seminar- und Schulungsräumen sind im „Business Office Service Center“ in der Virchowstraße heute möglich.

Während ich mich mit voller Kraft für die Sanierung und Inbetriebnahme des Robert-Koch-Hauses einsetzte, widmete sich Enno seltsamen Rechenaufgaben. „Wusstest du, Jacqueline, dass sich aus einem Hektar Mais genügend Kraftstoff für 80.000 PKW-Kilometer erzeugen lässt?“ Nein, das wusste ich nicht. Das, was mir damals wie eine spinnerte Idee vorkam, ließ meinen Mann nicht mehr los. Neben seiner Tätigkeit als Landwirt begann er, sich intensiv mit den Möglichkeiten der regenerativen Energiegewinnung zu beschäftigen. Obwohl die Versuche, Biogas zu erzeugen, genaugenommen bis ins 17. Jahrhundert zurückreichen, sollte es etliche Jahrhunderte dauern bis die Landwirtschaft als potentieller Lieferant für energiewirtschaftliche Alternativen entdeckt wurde. In der Bundesrepublik besann man sich infolge der Ölkrise erst in den 1970er Jahren darauf. Damals begannen einige Pioniere aus der Landwirtschaft und dem Gewerbe, die ersten Anlagen zu errichten, um Strom aus Gülle und Biomasse zu gewinnen. Mit dem Inkrafttreten des Erneuerbaren Energiegesetzes im Jahr 2000 wurde die Biogassparte zügig ausgebaut. Mit dabei war Enno, der seine erste Biogasanlage 2001 in Betrieb nahm. Mit nahezu 1.500 überwiegend landwirtschaftlichen Anlagen ist Niedersachsen neben Bayern heute Vorreiter auf diesem Gebiet. Und Enno, der inzwischen mit dem größten Stromanbieter der Region kooperiert, ist mit von der Partie.

In vielerlei Hinsicht war die Zeit nach der Jahrtausendwende für Enno und mich besonders aufregend. Während er begann, im Bereich der regenerativen Energiegewinnung Fuß zu fassen, widmete ich mich den Vorbereitungen für die feierliche Eröffnung des Robert-Koch-Hauses, wo auch meine Firma „Bakir Immobilien“ Quartier beiziehen sollte. Mitten im Trubel überraschte mich mein Frauenarzt mit der Nachricht, dass ich schwanger sei. Ich konnte es kaum fassen. Schließlich hatte ich erst kürzlich die Anti-Baby-Pille abgesetzt, weil Enno und ich übereingekommen waren, dass wir allmählich unseren Wunschkindern einen Weg ebnen sollten. Dass ich so schnell schwanger geworden war, erschien mir wie ein Wunder. Ich kenne einige Frauen, die nach dem Absetzen der Pille lange

Jahre auf ihr Mutterglück haben warten müssen. Bei aller Freude auf das Kind, das im Juli 2001 erwartet wurde, war ich auch in großer Sorge, dass der viele Trubel meiner Schwangerschaft schaden könnte.

Meine Ängste waren unbegründet. Trotz einem überaus hektischen Endspurt bei den Renovierungsarbeiten, dem Umzug meiner Firma ins Robert-Koch-Haus und einer feierlichen Einweihungsfeier im Beisein vieler Gäste verlief die Schwangerschaft komplikationslos. Meine Schwester Nurhayat, meine Busenfreundin Nihal und mein Mann, der aus seiner ersten Ehe bereits einen Sohn hat, waren mir während dieser Zeit wichtige Stützen. Enno und ich freuten uns riesig auf unser erstes gemeinsames Kind und meine Eltern waren ebenfalls aus dem Häuschen. Enkelkinder hatten ihnen bislang nur die beiden Söhne Mehmet und Mustafa geschenkt. Als der Stichtag näher rückte, war ich wohl nervös, fühlte mich aber so pudelwohl, dass ich meinen geschäftlichen und gesellschaftlichen Verpflichtungen wie gewohnt nachging. Und selbstverständlich war ich auch bei der Hochzeit einer Freundin dabei, deren wichtiger Tag am 28. Juli mit einem Sommerfest ausklang. Das Wetter war herrlich und die Stimmung großartig, wozu allerlei lukullische und musikalische Highlights beitrugen. Obwohl mein Babybauch einen beträchtlichen Umfang hatte, ließ ich mir ein Tänzchen mit dem Bräutigam nicht nehmen. Kurz darauf verspürte ich starke Schmerzen im Bereich meiner Gebärmutter. Ich vermutete, dass die Fruchtblase geplatzt war, und hatte panische Angst um mein ungeborenes Kind.

Enno, der normalerweise ein überaus korrekter Autofahrer ist, missachtete erstmals in seinem Leben die Straßenverkehrsordnung. In rasendem Tempo brachte er mich in die Klinik, wo festgestellt wurde, dass es zu einer vorzeitigen Plazentaablösung gekommen war. Das ist eine sehr schwere Komplikation der Geburt, bei der das Leben der Mutter und des Kindes akut gefährdet sind. Schnellstmöglich wurde ein Kaiserschnitt eingeleitet. Als ich weit nach Mitternacht aus der Vollnarkose erwachte, hielt ich entkräftet, aber hochbeglückt ein gesundes Mädchen in meinen Armen, das den Namen Elisabeth erhielt. Am Morgen, einem Sonntag mit strahlend-blauem Himmel, verwandelte sich mein Krankenzimmer in ein Blumenmeer. Mitarbeiter, Geschäftspartner, Kunden, Freunde und die Familie gratulierten zur schweren, aber schlussendlich überaus glücklichen Ankunft eines neuen Erdenbürgers. Bereits wenige Wochen nach der komplizierten Niederkunft ging ich im Robert-Koch-Haus wieder meinen Geschäften nach. Den Winzling im Gepäck, der mich fortan täglich von unserer Wohnung in Jever zu meiner Arbeitsstätte in Wilhelmshaven begleiten sollte.

Kind und/oder Karriere? Für mein Dafürhalten ist das eine hochkomplexe Frage, die jede Frau, jedes Paar individuell für sich entscheiden muss. Aus eigenen Erfahrungen weiß ich, dass der Spagat zwischen den beruflichen Anforderungen einerseits und den Ansprüchen, die Kinder und Familie an die Mutter stellen, für die betroffene Frau vielfach eine Zerreißprobe ist. Da mögen die Politiker in ihren Sonntagsreden noch so schön daherreden! Allgemeingültige Rezepte, die das Dilemma lösen, gibt es meines Erachtens nicht. Natürlich tut sich eine Unternehmerin oder eine Selbstständige, die kleine Kinder zu versorgen hat, in gewissen alltäglichen Fragen etwas leichter als eine Arbeiterin oder Angestellte. Beispielsweise muss sie nicht erst um Urlaub nachsuchen, wenn ein Kind zum Arzt muss. Und selbstverständlich steht es auch in ihrem Ermessen, wenn sie sich dafür entscheidet, ihren Säugling mit zur Arbeit zu nehmen. Trotz mancher Reformbemühungen wird der Spagat zwischen Anspruch und Wirklichkeit meines Erachtens für Frauen, die Kind und Beruf unter einen Hut bringen wollen, immer größer. Dazu tragen auch die gewandelten Rollenbilder bei. Zwar bringen sich die Väter heute häufiger als früher in die Familienarbeit ein, den Löwenanteil tragen dennoch weiterhin die Frauen. Zudem werden sie vom Leitbild einer „guten Mutter" beeinflusst, die zu Hause bei den Kindern bleibt. Zwar hat sich die tief verankerte Anschauung, dass Muttersein nicht automatisch bedeutet, ein „Heimchen am Herd" zu sein, inzwischen gelockert – ein latent schlechtes Gewissen haben berufstätige Mütter aber dennoch.

Obwohl mich der Spagat zwischen Business und den Bedürfnissen der kleinen Elisabeth viel Kraft kostete, wünschte ich mir alsbald ein zweites Kind. Da ich zwei Brüder und zwei Schwestern habe, war mir damals sehr wohl bewusst, welches Pfund Geschwister beziehungsweise eine Großfamilie sind. Sowohl in der Sozialisationsphase wie im späteren Leben als Erwachsener. Der Gedanke, dass meine Tochter als Einzelkind aufwachsen sollte, entsprach meinen Vorstellungen für ihr

Wohlergehen nicht. Unsere Zweitgeborene Jeliz kam am 20. Juli 2004 ebenfalls per Kaiserschnitt zur Welt. Wie schon bei Elisabeth war auch bei ihrer Geburt ein medizinischer Notfall eingetreten. Ein Nabelschnurvorfall, der die lebenswichtige Blut- und Sauerstoffversorgung der Kleinen hätte gefährden können. Bei der Nachuntersuchung nahm mich mein behandelnder Frauenarzt, der leider inzwischen verstorben ist, ins Gebet: „Jacky, nach zwei so schweren Geburten, empfehle ich Ihnen, von weiteren Schwangerschaften absehen." Und da Enno wusste, dass ich den Rat des Arztes, keine weiteren Kinder mehr zu bekommen, ohne weiteres in den Wind schlagen würde, trug er sich mit dem Gedanken, sich sterilisieren zu lassen.

Beide sind wir heute unendlich dankbar, dass er sich damals gegen diesen Eingriff entschieden hat. Unser Nesthäkchen Ayline erblickte am 2. Februar 2006 das Licht der Welt. Ohne weitere Komplikationen und auf normalem Weg! Das frisch geborene Mädchen tröstete uns über eine klaffende Wunde hinweg. Wenige Monate vor ihrer Geburt war Hasan, mein Vater, nach einer langen, schweren Krankheit von uns gegangen. Und so bewahrheitete sich Rainer Maria Rilkes Gesetz „Des Stirb und Werde auch in unserer Familie."

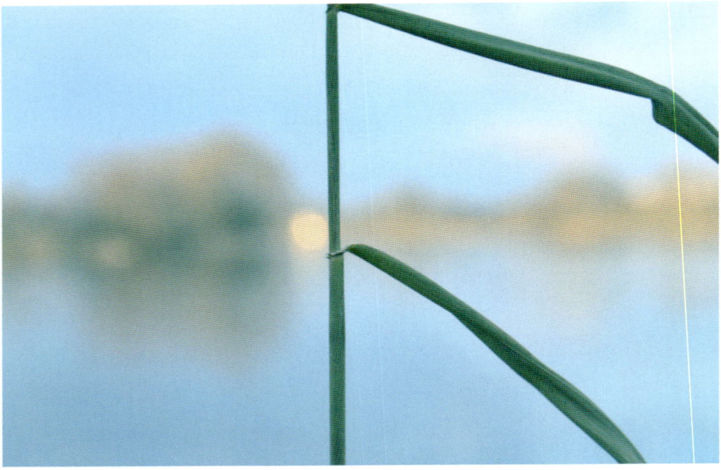

Denke nicht an morgen, denn heute ist ein guter Tag, um das Beste aus ihm zu machen

Im Zuge der Umbauarbeiten im Robert-Koch-Haus hatte ich meine Schwester Nurhayat überzeugen können, ihren damaligen Job in Duisburg aufzugeben, um ihr Know How als Diplom-Ingenieurin in meine Firma einzubringen. Das Unternehmen expandierte, wir gingen Partnerschaften ein. Netzwerken ist meine Devise! Die Projekte wurden größer und ambitionierter – und sie kosteten teilweise enorm viel Energie. So etwa die Grundschule Allerstraße, die wir 2008 gekauft haben, um neues Leben in das 127 Jahre alte Gemäuer zu bringen. Mein Vorhaben, daraus ein altersgerechtes Wohnheim zu machen, ließ die Finanzkrise platzen. Die große Zahl leerstehender Immobilien in Wilhelmshaven, aber auch die Aktivitäten einiger nicht unbedingt seriöser Projektentwickler machten es uns nicht gerade leicht, eine neue Nutzung zu verwirklichen. Ich war damals viel unterwegs und Tage, an denen ich bis zu 16 Stunden arbeitete, waren keine Seltenheit. „Du tanzt inzwischen auf zu vielen Hochzeiten, Jacqueline", mahnte Enno mich verschiedentlich. Und mich plagte das Gewissen immer häufiger, dass ich neben meiner anstrengenden Berufstätigkeit nicht genügend Zeit für meine drei heranwachsenden Töchter aufbringen konnte. Nachdem wir in Jever ein neues Haus bezogen hatten, spielte ich mit dem Gedanken, mir dort ein

Homeoffice einzurichten, um den Kindern näher sein zu können. Die Idee verwarf ich alsbald wieder, weil meine Anwesenheit im Robert-Koch-Haus gefordert war. Meine Mutter und Freundin Nihal, denen meine Nöte bekannt waren, fackelten nicht lange und sprangen hilfreich ein. Nihal zog schließlich sogar bei uns ein, um die Kinder noch besser betreuen zu können. Elisabeth, Jeliz und Ayline, die meine gute Freundin längst fest in ihre Herzen geschlossen hatten, waren von ihrer liebevollen Ersatzmama begeistert: „Seninle iki candık, Anam …“(Wir waren zwei Seelen, Mama …).

Mit den Jahren wurde mein Bedürfnis, den Austausch zwischen Wirtschaft und Bildung durch besondere Aktivitäten zu fördern, immer stärker. Zwar engagierte ich mich diesbezüglich längst im Rotary Club Jever-Jeverland, der bekanntlich ähnliche Ziele verfolgt. Doch das war mir nicht genug. Ob Manager, Unternehmer, Angestellter oder Freiberufler – der Austausch von Informationen, Wissen und Kontakten ist für alle ein gleichermaßen wichtiger Erfolgsfaktor. Die zündende Idee für eine ganz besondere Initiative im Dienst des Dialoges zwischen Wirtschaft und Bildung kam mir im Columbia Hotel Wilhelmshaven, wo wir im September 2011 mein 20-jähriges Firmenjubiläum und meinen 40. Geburtstag feierten. Ich kannte das Haus mit maritimem Flair seit einigen Jahren recht gut, weil ich gelegentlich Geschäftspartner und Kunden in das dortige Gourmet-Restaurant gebeten hatte. Das exklusive 4-Sterne-Hotel liegt in der Jadebusen-Meeresbucht und bietet grandiose Aussichten auf den Großen Hafen mit der Kaiser-Wilhelm-Brücke und den Banter See.

Die feine Küche kreierte damals noch Chef de Cuisine David Mottl, der für seine Spitzenleistungen mit einem der begehrten Michelin-Sterne ausgezeichnet wurde. Dass das Gourmet-Restaurant Ende 2014 geschlossen wurde, bedeutet für die Gastronomie der Stadt einen großen Verlust.

An diesem wundervollen Abend vor einer traumhaften Kulisse kam mir die Idee für einen rauschenden Sommerball, der meinem Vorhaben, den Austausch zwischen Wirtschaft und Bildung zu fördern, einen festlichen Rahmen geben sollte. Seit 2012 organisiere ich die „Maritime Sommer-Gala", die alljährlich Mitte Juni unter dem Motto „Wir bringen die Wirtschaft zusammen" im Columbia Hotel stattfindet. Die Spenden, die auf dem Ball zusammenkommen, und die Erlöse aus dem Kartenverkauf gingen im ersten Jahr an die Jade Hochschule. Seit 2013 fließen sie an die Stiftung: Bildung! Eğitim!, die im Februar 2012 in Köln von Politikern und Unternehmern gegründet worden war, um Kinder mit ausländischen Wurzeln zu besseren Chancen zu verhelfen. Weil Bildung der Schlüssel zur Integration ist, organisiert die Stiftung bundesweit an Schulen mit hohen Migrationsanteilen Mentoren-Programme. Außerdem werden Praktika und Seminare für Schüler, Lehrer und Eltern angeboten.

Mitbegründer und derzeitiger Präsident der Stiftung ist der Textilunternehmer Kemal Şahin, der dankenswerterweise auch das Vorwort zu meinem Buch beisteuerte. Er war 1973 aus der Türkei nach Deutschland gekommen; mit nichts außer einem Stipendium in der

Hand. Nachdem er sich die deutsche Sprache angeeignet hatte, besuchte er in Aachen die Universität, um Metallurgie zu studieren. Trotz seines abgeschlossenen Studiums verweigerten ihm die Behörden eine Arbeitserlaubnis. Da ihm die Abschiebung drohte, machte er sich selbstständig. 1982 gründete er die Großhandelsfirma Santex Moden GmbH, womit er den Grundstein für die spätere Şahinler Group legte, die inzwischen der größte türkische Arbeitgeber in Deutschland ist. Heute setzt der Konzern rund 1,2 Milliarden Euro um und beschäftigt weltweit mehr als 12.000 Mitarbeiter. 2003 trug Kemal Şahin wesentlich zur Gründung der Türkisch-Deutschen Industrie- und Handelskammer (TD-IHK) bei. Da ihm die Förderung und Integration bildungsferner Jugendlicher mit Migrationshintergrund schon immer Herzenssache gewesen ist, initiierte er dort ein Ausbildungsprojekt für türkischstämmige Unternehmer. Şahin zählt außerdem zu den Mitbegründern des Verbandes türkischer Unternehmer und Industrieller in Europa (Avrupa Türk İşadamları ve Sanayicileri Derneği, kurz ATIAD genannt) und der TD-Plattform (Türkisch-Deutsche Studierende und Akademiker-Plattform). Überdies ist er im Klima- und Naturschutz aktiv. Für sein vielfältiges wirtschaftliches und gesellschaftliches Engagement wurde er im Sommer 2014 vom nordrhein-westfälischen Wirtschaftsminister Garrelt Duin mit dem Verdienstkreuz 1. Klasse des Verdienstordens der Bundesrepublik Deutschland geehrt.

Ich habe Kemal Şahin im Oktober 2011 auf einer Wirtschaftstagung der ATIAD kennengelernt. Schnell stellten wir fest, dass uns nicht nur gemeinsame Wurzeln einen, beide stammen wir aus Anatolien, sondern dass wir auch viele Erfahrungen und Ansichten gemeinsam haben. Angesichts der demografischen Entwicklung kann Deutschland es sich längst nicht mehr leisten, Kinder mit Migrationshintergrund von der gesellschaftlichen und wirtschaftlichen Teilhabe auszuschließen. So wir die Zukunft unseres Landes erfolgreich gestalten wollen, müssen wir uns für eine bessere Bildung und Ausbildung dieser Kinder stark machen. Globale Wirtschaftsinstitute plädieren schon lange dafür, Migration nicht mehr als Problem, sondern als Chance wahrzunehmen. Auch wenn eine Migration von Not oder Armut getrieben ist, bringt sie dem Aufnahmeland Vorteile. Je besser die Zuwanderer ausgebildet sind, desto mehr. Die Fakten allerdings, die sehen anders aus: Noch immer bleiben dreißig Prozent der ausländischen Jugendlichen ohne Berufsabschluss. Die meisten Kinder mit ausländischen Wurzeln, die in der Schule versagen, haben Eltern, die aus armen und bildungsfernen Gegenden nach Deutschland gekommen sind. Häufig haben sie, wenn überhaupt, nur wenig Deutsch gelernt. Deshalb können sie ihren Kindern kein Vorbild sein, sie weder motivieren, noch ihnen bei schulischen Problemen helfen. Genau hier setzt das Patenschafts-Projekt „KomMENT! Kompetenzentwicklung durch Mentoring“ der gemeinnützigen Stiftung: Bildung! Eğitim! an, deren Auftaktveranstaltung in Berlin im Oktober 2014 ich moderieren durfte. Seit November 2014 bin ich zudem Mitglied und Sprecherin des Förderkreises der Stiftung.

Seitdem ich im Verband türkischer Unternehmer und Industrieller ATIAD organisiert bin, kehre ich von den Zusammenkünften im Kongresscenter Düsseldorf immer voller Elan und Esprit nach Jever zurück. Die Kontakte zu Unternehmern, die Großartiges auf die Beine stellen, und die vielen Impulse spornten mich stets zu neuen Plänen und Höchstleistungen an. Bei meiner Rückkehr im Oktober 2011 war das erstmals anders. Ich fühlte mich elend und abgekämpft und sah offensichtlich auch genau so aus. Nihal, die während meiner Abwesenheit einmal wieder rührend um die Kinder gesorgt hatte, verfrachtete mich nach der Begrüßung sofort ins Bett: „Hey, Jacqueline, du scheinst dir eine Grippe eingefangen zu haben. Kein Wunder bei diesem scheußlichen Wetter." Tatsächlich goss es in Strömen als ich mich in meine warme Bettdecke mummelte. Mir war kalt und meine Glieder schmerzten, typische Grippesymptome, dachte ich mir. So sehr ich mich auch auf meine drei Mädchen gefreut hatte, an diesem Abend wollte ich nichts anderes als meine Ruhe haben.

Normalerweise können Krankheiten mir wenig anhaben. Ich bin ein Stehaufmännchen und erhole mich schnell. Außerdem vertraue ich darauf, dass positive Gedanken die Selbstheilungskräfte des Körpers aktivieren. Doch dieses Mal halfen die Affirmationen nicht. Ich sagte sämtliche Verpflichtungen ab und blieb im Bett. Meine Freundin Nihal drängte mich zu einem Besuch bei unserem Hausarzt, der jedoch keine Auffälligkeiten feststellte, mir aber den Rat gab, kürzer zu treten. „Jacky, Sie rasen seit zwanzig Jahren auf der Überholspur. Sie versorgen eine Familie mit drei Kin-

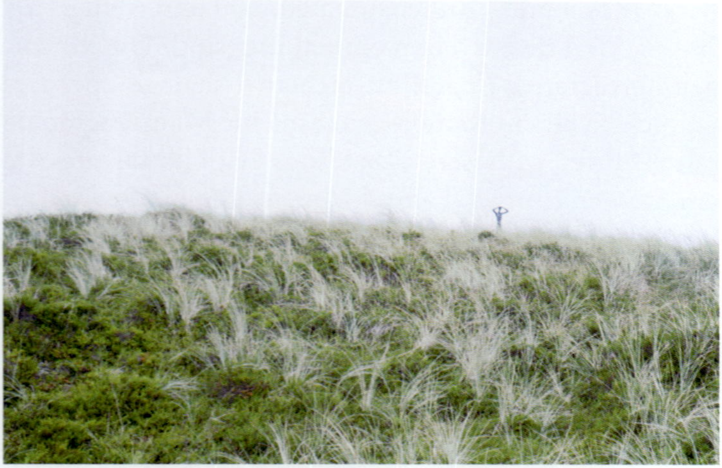

dern und arbeiten nicht selten 16 Stunden am Tag. Das kann auf Dauer nicht gut gehen! Ständige Überbelastung zahlt uns der Körper heim".

Da es körperlich nicht aufwärts gehen wollte, suchte ich bei meinem Frauenarzt um Rat nach. Nachdem er mir bei drei Schwangerschaften zur Seite gestanden hatte, waren wir uns nahezu freundschaftlich verbunden. Er stimmte in das Credo unseres Hausarztes ein: „Sie müssen kürzer treten, Jacky. Versprechen Sie mir, dass Sie sich mehr Ruhepausen gönnen und weniger arbeiten. Und da Sie schon einmal hier sind: Die Vorsorgeuntersuchung ist fällig." Sicherheitshalber überwies er mich zu einem Radiologen, um eine Mammographie durchführen zu lassen. Das Ultraschallbild sah aus wie ein Sternenhimmel, lauter kleine, weiße Flecken. „Keine Sorge", beruhigte der Radiologe mich, „das muss nichts Schlimmes bedeuten. Vermutlich handelt es sich um völlig harmlose Mikrokalkablagerungen. Wir lassen von einem Spezialisten eine Gewebeprobe entnehmen, das bringt uns Sicherheit."

Ich fackelte nicht lange. Tags darauf suchte ich den Facharzt auf. Meinen Mitarbeitern und meiner Familie hatte ich von dem Befund nichts erzählt. Unter lokaler Betäubung wurde ein wenig Gewebe für die pathologische Untersuchung entnommen. Was an den Nerven zehrte, war das zermürbende Warten auf das Untersuchungsergebnis. Mich plagten Zweifel und Ängste. Gott sei Dank lenkten mich die Kinder und die Geschäfte ab, denen ich inzwischen für einige Stunden täglich wieder nachging. Ich war in einem Meeting, als der Spezialist im Robert-Koch-Haus anrief, um mir ausrichten zu lassen, dass ich umgehend in seine Praxis kommen möge. Mir schwante Übles. Und tatsächlich wurde mir dort eröffnet, dass der Pathologiebefund der Biopsie ergeben hatte, dass das Gewebe bösartig und eine Brustamputation medizinisch notwendig war. Meine Lymphknoten wurden per Ultraschall untersucht und eine Skelett-Szintigrafie durchgeführt. Immerhin: keine Anzeichen von Metastasen. Dennoch riet mir der Facharzt, mich schnellst möglich operieren zu lassen.

Ich war wie in Trance, hörte ihm zwar zu, begriff seine Worte aber nicht. Nachdem ich die Praxis verlassen hatte, dämmerte mir allmählich, was für eine katastrophale Botschaft mir überbracht worden war. Dass ich Krebs hatte und dass ich meine rechte Brust verlieren würde. Nach dem Ableben meines Vaters vor sechs Jahren stand plötzlich wieder der Tod vor mir. Ich bekam schreckliche Angst. Ich wollte nicht sterben. Ich war noch jung und ich trug Verantwortung: für meine reizenden Töchter, die nicht ohne Mutter aufwachsen sollten, und für meine Firma, die ich in den vergangenen Jahren mit so viel Elan erfolgreich geführt hatte. Ich hatte noch so viele Pläne. Das konnte es doch nicht gewesen sein. Erst langsam drang in mein Bewusstsein, dass eine Krebsdiagnose dank der modernen Behandlungsmöglichkeiten längst kein Todesurteil mehr ist. Dass die meisten Frauen, die an Brustkrebs erkranken, nach einer Therapie wieder krebsfrei sind. Und dass ich großes Glück gehabt hatte, weil mein Krebs frühzeitig erkannt worden war und sich noch keine Metastasen gebildet hatten. Nachdem die Vernunft kurz obsiegt hatte, biss ich mich wieder in dem entsetzlichen Gedanken fest, dass ich meine Brust verlieren würde. Ich mochte meine festen Brüste sehr, denen kaum anzumerken war, dass ich drei Kinder gestillt hatte. Wie würde Enno, der meine Brüste liebte, auf die Nachricht reagieren? Würde unsere Sexualität leiden? War ich überhaupt noch eine attraktive Frau ohne zwei Brüste? Würde ich meine Weiblichkeit mit der Brustentfernung einbüßen?

Ich weiß nicht mehr, wohin mich mein Weg geführt hat, nachdem ich die Praxis des Spezialisten verlassen hatte. Wohl erinnere ich mich noch genau daran, dass ich nach gefühlten zehn Stunden meinen Mann angerufen habe. Wir trafen uns im „Snoopy", wo es den besten Espresso der Stadt gibt. Nachdem Enno mich fest in seine Arme geschlossen hatte, saßen wir uns eine Weile stumm gegenüber. Stille Momente zwischen einander vertrauten Menschen, in denen die Sprache versagt, weil man für den Schmerz und die Ohnmacht des anderen keine Worte findet. Schließlich nahm er meine Hand: „Mensch, Jacqueline, wir sollten dankbar sein, dass der Krebs früh genug erkannt wurde. Du schaffst das!" Ich blickte ihn ungläubig an: „Bin ich überhaupt noch eine vollwertige Frau ohne zwei Brüste?" Da ich davon gehört hatte, dass Beziehungen bei Brustkrebserkrankungen an fehlenden Brüsten zerbrechen können, stand mir die Skepsis ins Gesicht geschrieben. Enno drückte meine Hand: „Natürlich liebe ich deine tollen Brüste, Jacqueline. Aber viel wichtiger ist doch, dass wir unseren wunderbaren Kindern gerecht werden.

Elisabeth, Jeliz und Ayline brauchen uns beide. Wir müssen die Kinder in deine Krankheit einbeziehen und ihnen erklären, dass du Brustkrebs hast." Da ich aus eigener Erfahrung wusste, dass Angst umso bedrohlicher wirkt, je weniger man weiß, wovor man sich eigentlich fürchtet, kamen wir damals im „Snoopy" überein, unseren Töchtern alsbald die Wahrheit zu sagen.

Wie bringt man Mädchen im Alter von elf, acht und sechs Jahren bei, dass ihre Mutter Krebs hat, ohne dass die Kinderseelen dabei Schaden nehmen? Anfangs hatte ich die Kraft dazu nicht. Ich musste mich erst fangen und die Diagnose verdauen. Die ersten Nächte verbrachte ich meist schlaflos, in Tränen aufgelöst. Meine Freundin Nihal versuchte, mich zu trösten, und mir die Angst zu nehmen. „Jacqueline, du schaffst das. Denke an deine Kinder. Sie brauchen dich." Eines Nachmittags nahm ich allen meinen Mut zusammen und meine drei Töchter zur Seite, um ihnen spielerisch beizubringen, dass sich in meiner Brust eine Wucherung gebildet hatte, die operativ entfernt werden musste. Und dass auf die Operation eine Behandlung erfolgen müsse, aufgrund derer ich mich kurzfristig verändern würde. Dass ich mich dann oft kraftlos fühlen und mit Sicherheit meine Haare verlieren würde, was ich den Mädchen unter Zuhilfenahme einer Barbie-Puppe demonstrierte, indem ich ihr die Perücke abzog. Die drei Mädchen regten sich zunächst überhaupt nicht. So lange jedenfalls nicht bis Elisabeth, unsere Älteste, unter Schluchzen die Frage in den Raum warf: „Mama, musst du sterben?" Eine Antwort blieb mir in diesem Moment gottlob erspart, weil sich die achtjährige Jeliz einen feixte: „Mama, warum setzt du der Puppe nicht einfach eine andere Perücke auf?" Mit diesem Vorschlag war an diesem denkwürdigen Nachmittag zwischen meinen Töchtern eine rege Diskussion darüber entbrannt, welches Haarteil am besten zur Barbie passte. Und ich war mit der heftigen Debatte zwischen meinen Mädchen einer Antwort auf die Frage enthoben, ob ich sterben müsse.

Elisabeths Frage ging mir nicht mehr aus dem Kopf. Nein, ich werde nicht sterben. Ich lasse mich nicht unterkriegen. Ich werde mich dem Krebs mutig gegenüber stellen und ihm frech ins Gesicht sagen: Du kriegst mich nicht! Ich werde die Krankheit besiegen. Für meine wunderbaren Kinder. Bloß nicht klein beigeben und sich der Krankheit ergeben. Das war mein Credo. Mein Entschluss stand fest, ich werde meine Brust opfern, weil ich leben will. Nurhayat übernahm die Geschäfte im Robert-Koch-Haus. Vier Wochen nach der Diagnose wurde mir meine Brust im Oldenburger Pius-Hospital entfernt, das über ein spezielles Cancer Center verfügt. Bis zur Operation war ich relativ gelassen geblieben. Als ich aus der Narkose erwachte, ertastete ich den Verband auf meiner Brust. Da war nichts mehr zum Anfassen. Keine weiche, warme Rundung mehr. Ich war fassungslos und bekam einen Weinkrampf, der nahezu hysterisch anmutete. Bis ich unter meinem Tränenflor schemenhaft eine Person an meinem Bett wahrnahm, bei der irgendetwas nicht stimmte. „Frau Bakir Brader, nicht erschrecken. Ich bin ihre psychoonkologische Therapeutin. Sie haben den ersten Schritt zur Heilung geschafft!" Fassungslos starrte ich die junge Frau an, der beide Arme fehlten. Sie lächelte: „Ich bin so zur Welt gekommen. Ohne Arme." Und ich jammere, weil mir eine Brust fehlt, dachte ich still bei mir.

Obschon mir mit der bevorstehenden Chemotherapie und den sich daran anschließenden Versuchen, meine Brust wieder aufzubauen, noch ein bitterer Weg bevorstehen sollte, haderte ich nach der Begegnung mit dieser Frau, die ihr Leben ohne Arme meisterte, mit meinem Schicksal nicht mehr. Meine rechte Brust ist weg. Ich bin noch da! Anfangs litt ich zwar unter großen Schmerzen, war aber erleichtert, den schweren Schritt hinter mich gebracht zu haben. Vier Wochen nach der Operation begann die Chemotherapie, vor der mir ebenso bange war wie anfänglich vor der Brustentfernung. Um meine große Angst in Griff zu bekommen, redete ich mir immer wieder ein, dass die Chemotherapie ein dienstbeflissener Mitstreiter sei, den ich mit dem Mantra „Du hilfst mir, gesund zu werden" in die Pflicht genommen hatte.

Damit ich die mehrtägigen Zyklen plus Erholungspausen besser durchstehe, bekam ich intravenös Gegenmedikamente. Da die Wirkstoffe, die die Zellteilung hemmen, neben dem Krebs auch anderen Zellen den Garaus machen, setzte mir die Therapie stark zu. Nach jedem Zyklus überwältigte mich eine große Müdigkeit. Alles fiel mir schwer, jeder noch so kleine Schritt erforderte riesige Kraftanstrengungen. Meine Schleimhäute im Mund litten und mir war häufig furchtbar schlecht. Hinzu kamen Magenprobleme und Knochenschmerzen, die sich im Verlauf der Behandlung steigerten. Noch schlimmer war es aber, die Haare zu verlieren, die Augenbrauen, die Körperhaare, alles. Obwohl ich mir lange im Vorfeld eine dunkle Kurzhaar-Perücke besorgt hatte, fühlte ich mich ohne meine eigenen Haare nackt und schutzlos. Am Ende der Therapie war mein Körper völlig geschwächt. Es dauerte lange, bis ich mich von den Strapazen und Nebenwirkungen der Chemo wieder halbwegs erholt hatte. Nur allmählich kehrten meine Lebensgeister zurück. Dann aber begann ich die Tage im Kreis meiner Lieben, die mir während dieser schweren Zeit immer zur Seite gestanden hatten, gemäß dem Sinnspruch „Denke nicht an morgen, denn heute ist ein guter Tag, um das Beste aus ihm zu machen" wieder in vollen Zügen zu genießen.

Der Nachsorgetermin ergab, dass ich krebsfrei war, und dass das Risiko, dass mein Krebs zurückkehren könnte, äußerst gering sei. Da ich von den Möglichkeiten der modernen Plastischen Chirurgie damals noch nichts gewusst habe, hatte man mir unmittelbar nach der Amputation ein Brustimplantat aus Silikon eingesetzt. Vom ersten Tag an fühlte ich mich damit unwohl. Das Implantat nahm ich als einen Fremdkörper wahr, der mich ständig beunruhigte. Mir war nicht mehr wohl in meiner Haut. Als sich schließlich auch noch eine schmerzhafte Kapselfibrose gebildet hatte, ließ ich es wieder entfernen. Inzwischen hatte ich von einer Spezialklinik in Düsseldorf gehört, die körpereigenes Gewebe von Bauch, Po oder Rücken benutzt, um daraus eine Brust nachzubilden. Damit die neue Brust durchblutet bleibt, wird der Haut-Muskel-

Lappen so von der entsprechenden Körperpartie gelöst, dass die versorgenden Blutgefäße mit ihm verbunden bleiben. Das entnommene Gewebe wird dann unter der Achselhöhle hindurch durch einen Hauttunnel auf den Oberkörper gelegt und dort eingenäht.

Obwohl ich im Juli 2013 inmitten meiner Vorbereitungen für die „Maritime Sommergala" steckte, die ich zum zweiten Mal zugunsten der Stiftung: Bildung! Eğitim! veranstaltete, ließ ich den Brustaufbau in Düsseldorf vornehmen. Ich wollte endlich einen Schlussstrich unter meine Krebserkrankung ziehen! Vier Tage nach dem gelungenem Eingriff feierten wir eine rauschende Ballnacht im gediegenen Columbia Hotel, bei dem eine nicht unbeträchtliche Spendensumme für die Stiftung zusammenkam. Ich freute mich riesig, dass ich mit der Gala abermals einen Teil für mehr Chancengerechtigkeit im Bildungs- und Ausbildungssektor tun konnte. Noch größer aber war an diesem Abend meine Freude über meine damals 12-jährige Tochter Elisabeth, die rausgeputzt wie eine kleine Prinzessin anfangs beim Sommerball dabei war.

Meine drei Töchter haben mir den Antrieb gegeben, den Krebs zu besiegen. Doch der unbedingte Wille, sich von einem schweren Schicksalsschlag nicht unterkriegen zu lassen, der braucht auch viel Energie. Dass ich diese Kraft aufgebracht habe, dafür haben zu guter Letzt meine Familie und viele Freunde gesorgt, die mir in der schweren Zeit meiner Krebserkrankung stets zur Seite standen und Mut zu gesprochen haben. – Ich danke Euch! – „Die Freuden des Lebens müssen nie gesucht werden. Sie bieten sich jeden Tag an. Wir müssen sie nur finden und sehen."

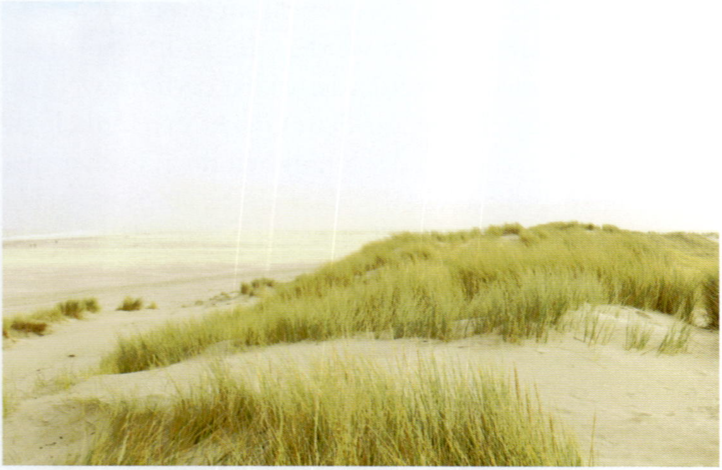

Die Weite unserer Ansichten sollten wir direkt mit dem Herzen bilden

Die Zahl der Krebserkrankungen steigt weltweit, gerade Brustkrebs trifft inzwischen jede neunte Frau, zehn Prozent der Betroffenen sind unter 45 Jahre alt. 70 Prozent der Brustkrebserkrankungen können heute brusterhaltend operiert werden. In 30 Prozent muss die Brust aus medizinischen Gründen entfernt werden. Trotz aller Fortschritte auf dem Gebiet der Onkologie wird über die Ursachen der Krankheit noch immer spekuliert. Fest steht allenfalls, dass Krebs ein genetisches Missgeschick ist; verschiedentlich wird auch behauptet, dass Stress ein Auslöser sein kann.

Jede Krankheit will uns etwas sagen. Jedes Organ, das erkrankt ist, hat eine Botschaft, die auf den engen Zusammenhang zwischen seelischer Verfassung und Körper verweist. Schon der Volksmund weiß, dass etwas „im Magen liegt“, „an die Nieren geht“ oder „das Herz bricht“. Mir bot der Krebs die einmalige Chance, mein bisheriges Leben, das ich auf der Überholspur verbracht hatte, im Rückblick zu betrachten. Die Brustkrebserkrankung krempelte mein Leben zum Positiven um, indem sie meinen Blick auf das Wesentliche richtete. Genau das will uns auch der Leitspruch „Aus manchen Steinen, die dir im Weg stehen, lassen sich neue Treppen bauen“ vermitteln.

Nach der schweren Erkrankung habe ich meine Einstellungen, Umstände und Verhaltensweisen überdacht, und wo nötig verändert. Heute lebe ich achtsamer und bewusster als früher und arbeite nicht mehr wie besessen. Weil ich andere Menschen ermutigen möchte, nicht mit Schicksalsschlägen oder Krankheiten nach dem Motto „Warum gerade ich?" zu hadern, sondern aktiv und bewusst damit umzugehen, bildete ich mich zum Coach für NLP (Neuro-Linguistischen Programmierung) und NLS (Neuro Linguistic Selling) fort. Eine zentrale Grundhaltung des NLP ist die Überzeugung, dass jedem Menschen, auch in schwierigen und problematischen Lebenssituationen, mehr Handlungsmöglichkeiten zur Verfügung stehen, als ihm bewusst ist. Somit ist es ein Ziel von NLP, uns Zugänge zu den unbewussten Kräften und Ressourcen zu verschaffen, damit uns mehr Wahlmöglichkeiten im Erleben und Handeln zur Verfügung stehen.

Im Robert-Koch-Haus halte ich inzwischen nicht nur Vorträge zu immobilienwirtschaftlichen Fragen. Ich gebe dort auch Kurse, um anderen Menschen zu helfen, selbstschädigende Muster zu hinterfragen und gegebenenfalls abzulegen. Ich möchte anderen Mut machen. Ihnen vermitteln, wie schön das Leben ist, trotz aller Tiefen, die es eben auch kennt. Diese Arbeit mit Menschen, die sich auf den Weg machen, um Hürden zu nehmen, die ihnen einstmals unüberwindbar erschienen, bedeutet mir ebenso viel wie mein Engagement für gerechtere Bildungs-Ausbildungschancen. Das, was ich persönlich in vielen Lebenskrisen an Gutem erfahren habe, möchte ich zurückgeben. So wie es eine indianische Weisheit besagt: „Heile Dich und Dein Selbst und hilf die Familie zu heilen; die Familie hilft die Gemeinde zu heilen; die Gemeinde hilft das Land zu heilen; das Land hilft die Erde zu heilen."

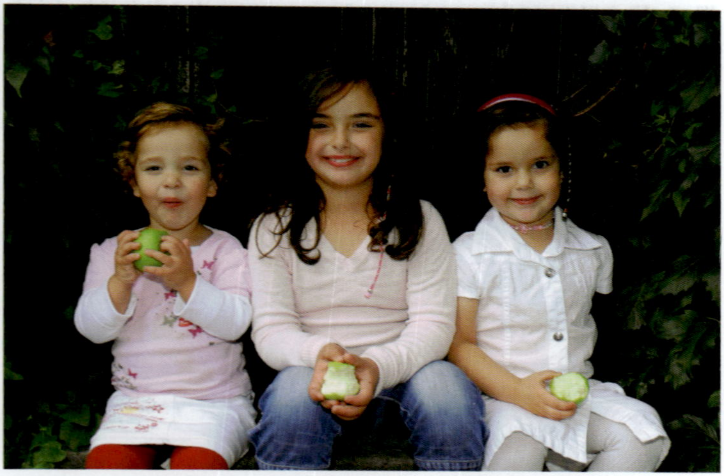

Außerdem im KoRos Nord Verlag erschienen:

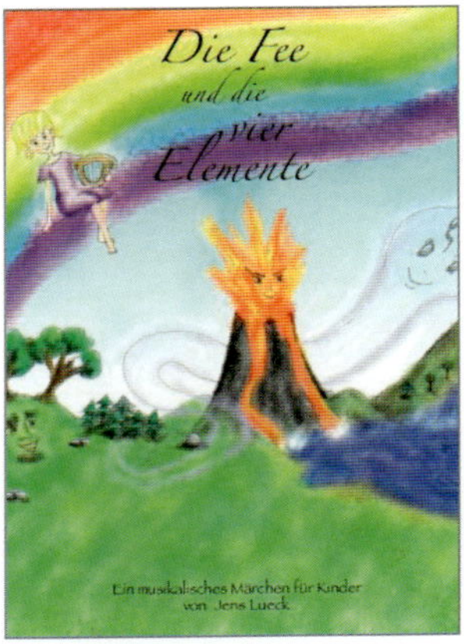

JENS LUECK
Die Fee und die vier Elemente

An einem ganz normalen Tag treffen sich Feuer, Wasser, Erde und Luft und beginnen miteinander zu streiten, wer von ihnen der Beste und Wichtigste sei. Dabei werden sie von einer kleinen Fee belauscht, die schon bald einen Plan zum Schlichten des Streites gefasst hat. Ein Bilderbuch mit liebevollen Illustrationen begleitend zur beiliegende Musik-/Hörspiel-CD im Stil von „Peter und der Wolf". Kinder ab 3 Jahren können hören, wie einzelne Instrumente, die Erzähler und die bekannte Sängerin Isgaard als Fee die Handlung musikalisch umsetzen. Ein kleines Märchen, das zeigt, dass das Miteinander viel schöner ist als das Gegeneinander.

ISBN 978-3-9814863-7-7

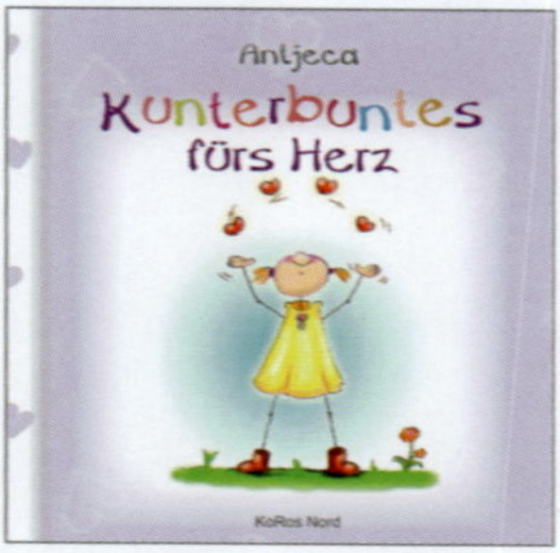

ANTJECA
Kunterbuntes für Herz

Im Sinne von „Wir werden zu dem, was wir denken“ nimmt uns die Künstlerin Antjeca in ihrem liebevollen kleinen Geschenkbüchlein mit auf eine Reise, voll fröhlich-bunter Bilder und herzlich-positiver Gedanken, die Mut machen, zum Nachdenken einladen oder auch einfach nur Freude bereiten.

ISBN 978-3-9814863-8-4

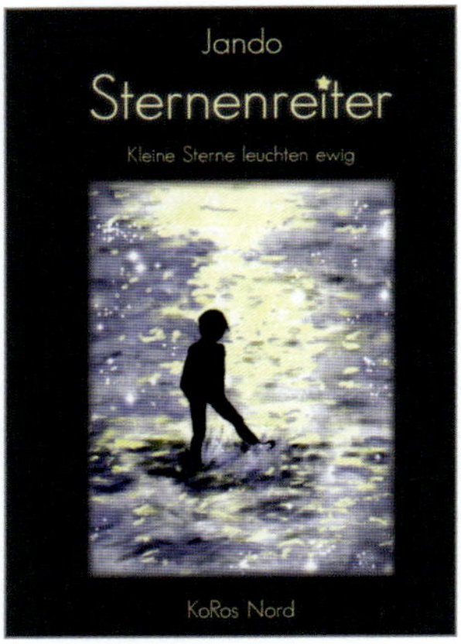

JANDO
Sternenreiter: Kleine Sterne leuchten ewig

„Wenn wir anfangen, auf unser Herz zu hören, werden wir Dinge im Leben erkennen, die uns unvorstellbar erschienen.“

Mats glaubt nicht mehr an seine Träume – zu sehr ist er daran gewöhnt, in der Arbeitswelt zu funktionieren. Auch seine Frau Kiki erreicht ihn nicht mehr. Bis es zu einem Ereignis kommt, das Mats zwingt, innezuhalten. Ein kleiner Junge hilft ihm dabei, die Welt mit anderen Augen zu sehen und sein Leben neu zu gestalten. Dass man heute noch an Wunder glauben kann, davon erzählt Jandos modernes Märchen „Sternenreiter“, eine poetische Erzählung für Jugendliche und Erwachsene. Ein Buch über Freundschaft, Menschlichkeit und die Verwirklichung von Träumen.

ISBN 978-3-9814863-1-5

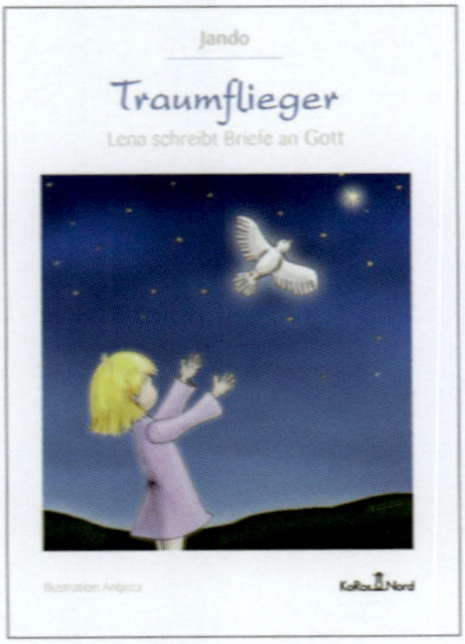

JANDO
Traumflieger: Lena schreibt Briefe an Gott

„Es gibt eine Zeit im Leben, in denen man Vergangenes ziehen lassen muss, um dem Glück eine neue Chance zu geben.“

Lena und Lasse sind dicke Freunde, die viel Spaß miteinander haben. Dann wird Lasse immer trauriger und dem Mann im Mond bricht das Herz. Der Himmel verfinstert sich, anhaltende Dunkelheit droht. Lenas Hoffnung sind Superhelden, die der Himmel schickt. Jedoch erfährt sie von der Taube Anastasia, dass sie und Lasse auserkoren sind, dem Mann im Mond zu helfen. Gemeinsam mit Lenas Hund Benny Buxbeutel und Schmusewal Schnorchi machen sie sich auf den Weg, um einen Auftrag zu erfüllen, der für zwei Kinder im Alter von neun und zehn Jahren eigentlich viel zu schwierig ist. Die Beiden erleben spannende Abenteuer und riskieren sogar ihr Leben. Wie schon in seinem Bestseller „Sternenreiter. Kleine Sterne leuchten ewig“ knüpft Jando an die Tradition der Märchenerzähler an. Fabelhafte Wesen, überraschende Wendungen und magische Momente ziehen kleine und erwachsene Leser gleichermaßen in Bann. Eine poetische Geschichte mit zeitlosen Botschaften und zauberhaften Illustrationen der Künstlerin Antjeca.

ISBN 978-3-9814863-2-2